讓我為你修復容顏

——義眼與顏面小肢修復師的臨床紀實

趙映雪、趙璟嵐——著

晨星出版

CONTENTS

◆

目次

【推薦序】向著標竿直行——楊美玲 006

【推薦序】修補容顏，也撫慰生命的缺憾

——林瑋 國語日報總編輯 011

【推薦序】義眼之後，看見更完整的人生

——翁國僧 百萬流量創作者 014

【推薦短語】——呂思瑜 佳音廣播電台 台長 018

官珮慈 彰化秀傳小兒眼科主任 019

柯立偉 國立陽明交通大學 教授 020

孫小英 兒童文學工作者 022

馬智華「台灣義眼研究所」第三代 義眼師 024

廖有進 台中台安醫院腎臟科主任醫師 025

PART 1

踏上義眼師與顏面小肢修復師的旅程／027

01 兩個獨特的行業 028

專欄 我的獨特旅程 030

02 從實習到開業：學成下山，闖蕩江湖 038

03 義眼和顏面小肢的製作 048

修復師小教室 義眼的看診與製作流程 054

PART 2

再看我義眼／071

04 二號診間的病人 072

05 會做診斷的照片 079

修復師小教室 眼球摘除手術有哪幾種方式？ 090

眼腔保護片（conformer） 091

PART 3

只是朱顏改／131

06 雙眼視障客人教我的事 094
專欄 白手杖的用途 104
「四字訣」：問、拍、引、報 105
07 小心武器就在你身邊 106
專欄 台灣健保 vs. 美國健保 114
08 逼死好漢的劇痛 118
專欄 視網膜剝離 130
09 眼眶 等不到的笑容 132
10 義鼻 林肯總統的鼻子 145
修復師小教室 皮膚癌 ABCDE 檢測法 154
製作義鼻的技巧 156

怎麼固定義小肢……158

11 義耳 夢想成真的時刻……160

修復師小教室 製作義耳時的調色過程……168

甚麼是無耳症？……171

外耳重建手術……173

12 義指 失去手指頭之後……176

修復師小教室 製作義手指……190

高稠度矽膠的利用……192

矽膠義指和機械義指的差別……197

13 創造不幸中的大幸……199

【後記】穿著白袍的藝術家——趙映雪……207

【後記】我的故事——英文原文 趙璟嵐／中文翻譯 趙映雪……211

【推薦序】

向著標竿前行

作家 楊美玲 老師

偶爾，女兒精疲力盡或者失意時，我總是叮嚀她：「閉上眼睛，休息一下，或者去睡一覺吧！」但我最後都會加上一句：「我們以妳為榮！」身為一名義眼師和顏面小肢修復師，每天面對的都是五官不完美的病人，心除了要堅強無比，卻又同時必須柔軟有愛。我們以她為榮，除了鼓勵，也給予她精神上的支持。

璟嵐就讀研究所時，有機會到芝加哥一家頗具規模的醫療器材公司實習，這家公司設計及製作的醫學繪圖及人體模型，提供世界各地的醫院及醫學院使用，包括台灣在內。她拿到碩士學位，這家公司就正式聘她為醫學繪圖及模型設計師，算是一份穩定的工作。工作兩年後，她卻說要到加州學做義眼。別說是我，我想任何一個母親心中都會不捨。在芝加哥工作，住在家裡舒舒服服又免付房租，下班回到家，老媽我已經備妥晚餐，領到的薪水儘管往自己的荷包放，這樣的生活不好嗎？何苦獨自到一個人生地不熟的地方去當學徒，而且一當就是五年。她卻跟我說：「人要看未來，五年很快就會過去，等我考上執照後，我會不一樣。」

我雖心疼，還是尊重她的選擇。我不是一個嚴厲的母親，女兒的成長過程，我只能一路陪伴，信任她的能力與判斷。信任她，卻不放任她，關心她，卻不阻止她。

果真，經過五年的嚴格訓練，她如願拿到義眼師和顏面小肢修復師兩張專業執照。十多年過去了，如今，她擁有自己經營的診所。別人看到的，可能是她光鮮亮麗的外表，但身為母親的我，卻深知這一路行來的辛苦。

我相信除了她自身的努力，她的個性中亦潛藏著某些獨特的特質及韌性。例如：她心思細膩，卻又能幹粗活。她喜歡蒐集各種工具，走進她的工作室，可能會以為她的職業是個電工、木工或泥水匠，從大電鑽到小螺絲，從油漆到水泥，應有盡有。但她條理分明，所有的東西排列井然有序，連抽屜裡的小物件，也都分格整理，任何尺寸的螺絲、鈕扣、針線，抽屜一開一目了然，絕對不會找不到。映雪夫婦來訪，說璟嵐的工具牆及櫥櫃，大概是他們見過最整齊乾淨的。家中所有的粗細活，從庭院除草到室內油漆，修馬桶，修改衣服，她能全包。

她在伊利諾大學就讀時住校，每學期都要搬一次家。學期結束，我們去香檳接她，她總是忙得不可開交，不是去幫同學搬家，就是去幫同學的新居油漆。我開她玩笑，我說你們工學院，不是男生特多嗎？怎麼那些男孩都不來幫你，反而是妳去幫他們做粗活？她得意的笑笑：「大家都信任我會把他們的新居整理得條理分明、乾乾淨淨，這是我的榮幸呢！」

璟嵐自幼即喜愛畫圖及設計，更愛凡事自己動手做，對於新奇、有創意的東西，她都喜歡。一件簡單的事，到她手中，就變得非常複雜。有時，我看她已經在診所工作了一整天，回到家還要粉刷牆壁，我說你這樣不會太累嗎？她卻說油漆時，不需要思考診所內的大小瑣事，能夠讓頭腦放空，整面牆，就像一張畫布，任她盡情揮灑，這是她的休閒時刻。

我想起她小學四年級時，參加學校的歌劇演出。她把劇本背得滾瓜爛熟，演出當天，我們特地邀請朋友去看她表演，結果她的戲從頭到尾只是拿著一把掃帚從舞台這頭走到另一頭，半句台詞都沒有。

劇終時，我們實在失望，她卻興匆匆的跑過來，說老師誇獎她的表現很好，她說她在幕後幫忙提詞，整理道具，舞台的布景，是老師帶她和幾個小朋友一起做的。老師告訴大家，演一場戲，每個人的角色都不可缺，都有很重要的工作要負責。聽她講完，我們豁然開朗，之後，她帶我們走上舞台看她畫的布景，果真維妙維肖。正如她所言，她的角色非常重要。

如今，她的角色依然重要，經過多年的努力，她在這個行業中，已能獨當一面，而她也積極培養新人，願意將她的所學，與大家分享。她跟大學合作，讓學生到她的診所實習，就像她的師父艾瑞克當年指導她一樣。她將自己在這個領域中的學習歷程，不論成長、挫敗、或跟病人之間的互動，透過書寫，緩緩道來，既是分享也是一種傳承。

璟嵐曾經跟我提及她起心動念想要書寫，是要讓病人及更多人對這個領域有正確的觀念及了解。她初投入這個領域時，發現即使病人之間，也會以訛傳訛。每個病人就醫的情況都不同，就算同樣失去眼睛，有人因癌症，有人因槍傷或車禍，其中的治療以及製作義眼的過程都不相同，可是許多病人及家屬之間都基於好意，就會互通訊息，並且傳授祕方，事實卻彷如瞎子摸象，只摸對了大象身體的某一部分，卻未全盤了解真相。就算有些病人以自身的經驗書寫分享，但大都只著重在他們親身的經歷而已，他們並未受過專業的訓練，更沒有實際的臨床經驗，不慎便傳達出錯誤的訊息。身為義眼師及小肢修復師，看過各類型態的病人，總覺得有一份責任，要導正大家的觀念，於是，她從自己的部落格開始書寫，分享同時，也希望大家能更深入了解這個領域。我的小姑映雪，深知璟嵐的心願，也一直想將這個領域的林林總總及許多感人的故事，介紹給華文世界的朋友。

映雪擅長寫小說、翻譯、書評，透過她的文字，艱深難懂的醫學詞彙，瞬時變得活潑躍動，簡易明瞭，讓讀者在閱讀中，對於某些平日不熟悉的醫學常識有更深入的認知。一個個小故事，映雪以小說的筆觸敘述，有些讀來令人喟嘆，像〈等不到的笑容〉中的喬恩，一場車禍，讓一個青春美少女，變得鬱鬱寡歡，從此失去笑容；而還在摸索實習階段為她製作顏面的璟嵐，一心求好，卻屢遭病人家屬的責難。身為醫護人員，就算幾分鐘前才剛挨過罵，心中有委曲，但面對下一個病人時，又得馬上露出笑容，顯得若無其事，勇敢堅強。有些故事激勵人心，像〈雙眼視障客人教我的事〉、〈二號診間的病人〉讓我們學會即使生活中有許多不幸與磨難，但能活著就是希望。有些故事像〈小心武器就在你身邊〉提醒我們某些意外，往往是我們不在意的時候就發生，凡事要小心謹慎，尤其是孩子在玩樂的時候，更要注意安全。

三十幾年前，我和映雪合著的少年小說《茵茵的十歲願望》得到「第一屆九歌兒童文學獎」，我們以小璟嵐日常生活中的點點滴滴為背景，來塑造故事中的主角茵茵。三十多年後，映雪再度執筆，合作的對象竟是璟嵐自己，如此文緣，恐怕連映雪都未曾想過吧！

很高興映雪和璟嵐能將這個小眾行業，透過書寫，介紹給讀者，而晨星出版社更是慧眼獨具，願意將這本書編印成冊。但願這本書的出版，能讓更多人了解到在醫界有義眼師和顏面小肢修復師這個行業，並且在必要時，不論家人或自己都能夠知道如何尋求幫助。

【推薦序】

修補容顏，也撫慰生命的缺憾

——寫在《讓我為你修復容顏》之前

林瑋

兒童文學作家、國語日報社執行總編輯

很多年前，我的父親林良先生曾為楊美玲女士的散文集《大地笙歌》寫過推薦序。如今楊女士的女兒璟嵐出書了，我很榮幸接受邀請為璟嵐的作品《讓我為你修復容顏》撰序，這樣一段筆墨情誼的延續令我十分珍惜，這機緣是文學與人生的雙重傳承。

這本書寫的是專業，也是人生；是醫學修復，也是心理慰藉。璟嵐記錄了自己十八年來走進「義眼師」與「顏面小肢修復師」這個行業的過程，書中看得見對技術的掌握，也看得見對人心的體察。

她走的路並不尋常。從研讀生物工程與化學，到發現自己熱愛醫學繪圖，再到投入一萬小時的學徒訓練後取得雙執照。走這條路需要耐心、毅力，還需要對人有深切的理解。她曾以為自己不善與人應對，卻在診所服務的過程中，看見病人需要的不是多話，而是專注與溫柔。於是她決定買下診所，長期駐點、親自負責，讓這份工作成為她生命的主軸。

美國人口超過三億，據她所了解，擁有顏面小肢修復師執照的不到四十人，義眼師也僅百餘名。這份職業，是少數中的少數。但正因為稀少，每一位病人都讓她付出極大的心力。

我讀到她替一位歷經滄桑的病人約翰裝上義眼，那是他特地要求的、布滿紅血絲的義眼——那樣的「不完美」，反而像是對自己生命經歷的忠實記錄。也讀到深海潛水意外失明的病人，那樣堅毅的活著，讓人不禁反問：如果是我，我能這樣活下去嗎？

書中不僅刻畫病人的心理歷程，也揭示了眾多技術選擇與實務難處，使人感受到這不僅是純手工藝，更是醫學、藝術與倫理的交會點。尤其在〈雙眼視障客人教我的事〉一章，她不只是記錄，更寫出許多日常細節中的知識：白手杖的用途與設計、協助視障者的四字訣「問、拍、引、報」，讓明眼人讀來自然生出同理心。這本書的內容不只是專業記述，也是一種理解他者的窗口。

更動人的是，那些看似輕鬆的段落裡，藏著深刻的情感。例如，有位客人為了參加萬聖節派對，請她設計一顆橘色眼白、有蜘蛛趴伏、還帶細細蜘蛛網的義眼；還有臺灣的網友，曾夢想擁有一顆《火影忍者》的「寫輪眼」。這些訂製義眼表現出趣味，背後其實都說明一件事——即使身體有所缺損，生活仍可以創造風格，仍有屬於個人的美學選擇。

全書搭配了璟嵐親手製作、宛如藝術品的義眼與修復作品照片，既是紀錄，也是見證。她讓我們理解：「修復容顏」不是遮掩，而是重建自我形象的過程；也讓我們看見，所謂「復原」，其實是一種自尊與生命尊嚴的回歸。

讀她的書，就像讀一本溫厚的醫療散文集，也像走入一間安靜的診所，看見醫者的手，如何一點一點為人修補時間與命運留下的痕跡。

我想起她母親筆下《大地笙歌》中，所描繪的大自然與人心的細膩交會；如今，在璟嵐的作品中，我們看見的是另一種尺度的土地——是人臉與眼神，是醫學器械與生命故事，是療癒的手藝引動願意再出發的心。

這本書不只讓更多人認識義眼與顏面修復，也讓人對這份職業心生敬意。有人願意用極大的耐心與想像，為他人保留尊嚴、重建信心——這樣的事，或許說不上偉大，卻令人動容。

【推薦序】

義眼之後，看見更完整的人生：一位義眼自媒體經營者的推薦

翁國僧

百萬流量創作者／獨眼僧 aka Winner

《讓我為你修復容顏》這本書對我來說，不只是一部關於義眼與顏面小肢修復的臨床紀實，更是一次與自我和解的深刻旅程。我是一位義眼配戴者，因為兩歲時罹患視網膜母細胞瘤而摘除左眼。成長的過程中，義眼對我而言，一直是自卑與不安的來源，彷彿一個無法抹滅的印記，時時刻刻提醒著我與他人的不同。我花了許多時間學習如何與它共處，如何在這個以外表為重的世界裡，重新找回自信，這條路走得漫長且艱辛。

記得小時候，最害怕的就是學校的健康檢查。當左眼填上沒有視力，同學們開始發出竊竊私語時，我總是恨不得找個地洞鑽進去。大學時期，對外貌的在意更是達到巔峰，開始留長頭髮用瀏海遮住左眼，想盡辦法掩蓋義眼的存在，深怕被人發現這個「祕

密」。那段時間，我活得小心翼翼，極度缺乏自信，總覺得自己比別人矮了一截。

二〇〇二年我開始經營個人自媒體，分享自己使用義眼的經驗，希望能幫助更多與我相似的朋友。這是一個重要的轉捩點，透過分享，我逐漸走出自卑的陰影，開始接納自己的不完美。我發現，原來有這麼多人都和我一樣，在成長過程中因容貌上的不同而感到困擾。透過交流，我們互相鼓勵，分享克服困難的方法，我不再感到孤單。

很榮幸能受邀為這本書撰寫推薦序，這對我來說意義非凡。這本書的出現，彷彿一道光芒，照亮了義眼配戴者和顏面損傷患者的世界。

書中，作者以溫柔細膩的筆觸，描繪了義眼師和顏面小肢修復師的工作，以及他們與患者之間的故事。這些故事深深觸動了我，因為我能感同身受患者們所經歷的痛苦與掙扎。對許多人來說，失去部分容貌不只是外觀上的缺憾，更是對自我認同與社交生活的重大打擊。他們不僅要面對身體上的殘缺，還要承受隨之而來的心理創傷，以及社會異樣的眼光。這種身心靈的雙重煎熬，是我非常能體會的。

我特別有感觸的是書中提到的那位鐵漢約翰，他希望義眼能呈現他歷經滄桑的生命故事。這個故事讓我了解到，義眼不只是一個替代品，它也可以是個人生命歷程的象徵，幫助患者找回完整的自我，甚至是賦予他們新的力量。還有那位重拾自信的奶奶，她的故事也讓我深受感動。一個小小的義眼，竟然能為一個人帶來如此巨大的轉變，讓她重新找回對生命的熱情，這是我在過去從未想過的。這些故事都讓我更加確信，義眼不只是為了彌補缺憾，更是為了展現獨特的美麗。

作者在書中提到，義眼師和顏面小肢修復師的工作，不只是技術上的修復，更重要的是心理上的支持。他們不僅要製作出逼真的義眼和義肢，更要幫助患者重建自信，重新融入社會。這讓我不禁想到自己經營自媒體的初衷。我分享自己的經驗，也是希望能為其他義眼配戴者提供支持與鼓勵，讓他們知道自己並不孤單，我們都在同一條船上。

書中也詳細介紹了義眼的製作過程，以及義眼師的養成之路。我才知道，原來製作一個小小的義眼，需要這麼多的專業知識與技術，更需要長時間的經驗累積和對細節的極致追求。義眼師們的付出，讓我由衷敬佩。他們不僅是技術精湛的工匠，更是充滿愛心和同理心的藝術家。

這本書對我最大的啟發是，它讓我更深入地思考「美」的定義。美不應該只侷限於完美的外表，更應該包含一個人的內在力量與生命故事。義眼不只是為了彌補缺憾，更是為了展現獨特的美麗，甚至是昇華生命的一種方式。它幫助我們看到，即使生命中有殘缺，我們仍然可以活得精彩，活出自己的價值。

透過這本書，我希望能讓更多人了解義眼配戴者的處境，以及義眼在我們生命中的意義。我也希望鼓勵所有正在經歷容貌改變的朋友，勇敢面對自己的不完美，因為真正的美麗，來自於我們如何接受自己，並活出最真實的生命。我們都有權利擁有自信，擁有愛與被愛的能力，擁有追求夢想的勇氣。

《讓我為你修復容顏》是一本充滿愛與希望的書，它讓我對義眼有了全新的認識，也給予我更多的力量。我相信，這本書能幫助更多人找到屬於自己的美麗，並勇敢地活下去。它讓我們相信，即使面對生命的挑戰，我們仍然可以活出精彩的人生。身為義眼使用者，我誠摯地向大家推薦這本充滿愛與關懷的書籍──《讓我為你修復容顏》。願它能帶給更多人溫暖與啟發，並讓社會大眾更加了解義眼族群的需求與心聲。

璟嵐是個充滿愛心、憐憫的義眼師和顏面小肢修復師。她從小就著迷於人體剖面的研究，攻讀大學、碩士時，修習生物工程、化學、醫學繪圖、解剖學等，專攻顏面小肢修復。之後，更投入義眼師細膩繁複的學習。義眼師在學業課程外，手做方面採學徒制，必須在有執照的義眼師指導下，實習五年的時間，才能考專業執照，非常不容易！

璟嵐有嚴謹專業的科學學養、巧奪天工的精研手藝，已從事修復師工作十多年。她以醫者心、藝術美、生命愛，陪伴受創的心，也為一張張破碎的臉修復容顏，或製作義眼。她與姑姑——知名作家趙映雪女士，一起書寫本書，使讀者們得以認識這獨特的小眾行業，吸收相關的醫療知識資訊，探知並同情、同理於書中提及的每個不同的生命故事。在兼容知性、理性、感性的篇章中，深信讀者們必然能夠領受獨特又豐富的閱讀收穫。

誠如作者所說，修復外在的容顏固然重要，最重要的還是心靈容顏的修復與康健。修復師、病人、家屬，他們堅韌勇敢的生命力量，樂觀積極的生活態度，持恆努力的砥礪磨練，彼此鼓勵相互扶持與幫助，都是我在閱讀本書中得到的生命滋養！

相信讀者們閱讀此書，一定可以收穫滿滿，也祝福各位平安健康！

佳音廣播電台台長　呂思瑜

【推薦短語】

作者璟嵐同時擁有這兩個獨特的身分——稀缺的義眼師，及罕見的顏面小肢修復師，致力為已遭遇不幸的患者及家屬們，重獲自信與勇氣邁入往後的人生，字裡行間都能感受她的熱忱與專業。

而觀看義眼的製作流程，就連眼科醫師都很陌生，我們只不過有機會在細隙燈（眼科的診療顯微鏡）下，觀察精巧的工藝。虹膜色彩錯落，角膜與前房形成的立體感，結膜血絲的分布，兩眼的對稱度美感……在製作義眼時全數都得考慮。從這些過程中可以看出「製作義眼」不比一台複雜的手術輕鬆。

而台灣的義眼師極少，或許跟作者闡述的學徒制度也大致相關，這行業要出師不容易，維持在此領域也需要極大的愛心與耐心。很感謝作者及出版社，讓讀者們看到，神秘稀少卻重要的行業背後的故事，以及重新出發患者生命的寶貴韌性。

彰化秀傳小兒眼科主任　官珮慈　醫師

我與趙映雪師母認識有二十年了。當時我還是博士生，經常前往美國 UC-San Diego 向鍾子平教授學習腦電波研究，因此有幸與鍾老師、師母及其他學生多次聚餐。席間大家常熱烈討論如何利用腦電波對閃爍刺激的反應，開發各式醫療應用——例如早期偵測出青光眼、協助漸凍人表達意念，或透過控制輔具來促進復健與提升行動能力。師母總是在旁專注聆聽，興致盎然。我們甚至半開玩笑建議她幫我們寫本科幻小說。

我的太太是名小學老師，因而自然地介紹學生閱讀師母的少年小說，才發現原來師母常在作品中融入醫學與科普知識。她曾寫過一個聽障男孩在沒有使用助聽器前遭遇的挫折，及戴上後的調適；也描繪過一名截肢少女在裝上義肢後，身心復健的歷程。師母翻譯的作品更涵蓋自閉症、腦性麻痺、失讀症等主題，展現出她對醫療與特殊教育議題的深刻關注與理解。

因此當得知師母出版這本與醫學相關的專書時，我並不感到意外。她說台灣擁有優秀的修復人才，只是社會大眾對這領域的認識相當有限，她希望寫出一本簡明、易讀又富啟發性的書。現在，《讓我為你修復容顏》問世了，我由衷為師母與她身為義眼師及顏面小肢修復師的姪女開心。相信有顏面修復的需求者，或是對修復這領域有興趣的讀者，都能透過這本深入淺出的著作，去認識這兩個在台灣相對陌生，卻極為專業且意義深遠的行業。

柯立偉 教授
國立陽明交通大學
電控工程研究所／生物科技學系合聘教授
數位醫學暨智慧醫療研究中心副主任

一座博物館開啟了一個小女孩的心靈，就在住家附近、密西根湖畔、芝加哥「科學與工業博物館」二樓的「人體展示區」，其中一男一女的縱切面和橫切面，清清楚楚、一覽無遺，小女孩不但不害怕，還深深著迷。熱愛人體，彷彿是一粒小小的種籽，從此深埋心底。

長大後的小女孩歷經生物工程、化學系、科學繪圖、生物醫學視覺化科系等，生物醫學知識、解剖學、材料的基本功學習養成，加上天性喜歡繪圖及手工藝，無論多高學歷，仍義無反顧的投入五年時間，去當一位「義眼師」的學徒，埋首其中。

樂於手做，又與所學融會貫通，出師的小學徒趙璟嵐經過學科、術科的考試鑑定，終於取得義眼師和顏面小肢修復師的執照，也自然接下了師父的診所。從此她不僅發揮天賦才華，及鍛練的能力，細心布置診間氛圍，悉心照顧病人，還體貼考慮其經濟、保險問題，家人照顧陪伴的方便，且以同理心為對方著想，量身打造出最適合、最順眼、最舒適，也最滿意的義眼，和義鼻、義耳、義指等。

書中動人的病例容或有「未完成」無奈的傷感，讓我潸然落淚；其餘百分百皆修復成病人希望的樣貌，而開心激動欲泣等等，這些「醫病相長」的生命故事，璟嵐作了最真情的告白。更難能可貴的是所有修復細節、相關的醫學專業知識，全不藏私的一一披露，既供世人認識這個獨特的行業，甚且透過診所網頁、研討會、演講，到大學去帶領學生等，不斷戮力精進，交流互通。拜讀感動之餘，不禁懷想在「人體展示區」的博物館裡，可增添上當年那位凝視剖面圖的小女孩，如何修復破碎的容顏。

另外，特別就文字功力和書寫用心，映雪的文筆真誠、樸實、溫馨，又幽默、有趣，且始終與臺灣連結，不會只看到美國執業的概況，可謂面面俱到，很精彩的一本好書。

兒童文學工作者　孫小英　老師

【推薦短語】

我希望你拿起本書，不是因為你需要我們的服務……

身為義眼師，當人們在脆弱的時候來到我面前；我看到疾病或突然的意外，在他們臉上留下的痕跡；也看到烙印在他們與親友心上的傷痛。他們的自信與對未來的憧憬遭到了剝奪，我共感人生帶給他們的不公平。執業十五年年來，同理心不曾麻痺，這是人性，也是身為義眼師的匠心。

我希望你拿起本書，不是因為你需要我們的服務。透過這本書，你可以了解世界上，有義眼師這樣的人，發揮我們的藝術與創造力，替小眾服務。看完這本書，我希望你會和我一樣，期望自己和身邊的人，不要因為疾病、意外或戰亂失去自己的完整性。

台灣義眼研究所——第三代　義眼師　馬智華

【推薦短語】

璟嵐是在美國領有義眼師以及顏面小肢修復師雙重執照的專業人士，她的執業診所，位於賭城拉斯維加斯。本書的真情告白，講述她進入義眼師及顏面修復師既辛苦且甜蜜的學習及工作過程，除了不斷的努力和堅持外，相信她自帶有成為優秀義眼師及顏面修復師的天賦及能力！

璟嵐工作的十五年間，有不同但相似疑難問題的人士，得到她細心專業的幫助，重拾對自己的信心，分享這些案例，感同身受！

璟嵐在本書中提到許多義眼與顏面小肢修復的專業知識，除了給一般讀者科普外，更是醫師們，尤其是專業醫師很好的執業參考資料。

璟嵐雖遠在美國執業，在台灣有需要的人士，仍可以尋求她的專業協助。專業貴在傳承，期望經由璟嵐的指導，台灣也能出一個同她一樣傑出的義眼師、顏面小肢修復師。

中華民國台灣家庭醫學科、內科、腎臟科專科醫師
台中台安醫院腎臟科主任醫師　廖有進

PART 1

踏上
義眼師與顏面小肢修復師
的旅程

師父領進門，修行在個人

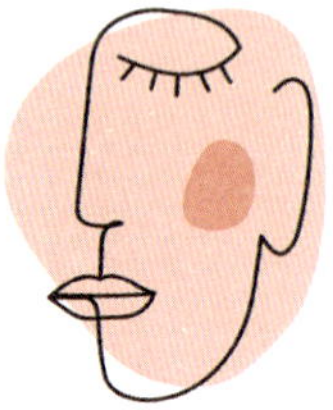

01 兩個獨特的行業

我是義眼師（ocularist）[1]和顏面小肢修復師（anaplastologist）[2]

今天，是很平常的一個工作天。接下來的門診，我要為一位名叫約翰的病人裝上義眼。約翰是位混過江湖、酷韌剛強的硬漢，他告訴我，他這一輩子很不容易。的確，從他外表就看得出來——一雙布滿刺青的臂膀、蓬亂的頭髮、濃厚的地方口音，以及飽經風霜的粗糙皮膚。約翰的臉是被一位遊民拿刀砍傷的，在他生命中一段不堪的過去。因為這樣，他失去了一顆眼睛。我的工作，就是讓他重回原來的面貌。

在之前的門診，約翰提出了一個不尋常的要求。「我不要這只新眼睛只是複製原來

註

[1] 義眼師：ocularist

- 義眼：ocular prosthesis，是指義眼本身。
- 眼眶義眼：orbital prosthesis，是指包含眼眶的整組人工義眼。

失去的那只眼睛。」他問：「妳能畫出這只眼睛歷盡的滄桑嗎？譬如，讓它布滿紅紅血絲，像大病初癒那樣？」在我肯定他不是開玩笑，是真的想要一只命運多舛的眼睛後，我回他：「當然！你想要我怎麼畫都行。」

身為義眼師，這門診，是我每日的例行公事，但對約翰而言，這是自從他被砍傷顏面後，第一次要看到「重新回來」的眼睛。我為他將義眼放進眼眶中，示意他牆上有面大鏡子。他走過去，看著自己，這個鐵漢崩潰大哭。「我回來了，」他說：「這是真正的我。」

在他之後，來了一位守寡多年、一直有點自慚形穢的奶奶。這位奶奶原有一組包含了眉毛、眼框和義眼的「眼眶義眼」，但太多年沒更換，矽膠鬆垮加上褪色，不但不再美觀，而且一看就知道是假的。我為她重新做了一組搭配目前顏面的眼眶義眼，從鏡裡看到自己後，她整張臉頓時亮了起來，大聲叫嚷：「太美了！我這就給自己找個男友去！」

他們兩人的反應，都大大地出乎了我意料。

註

2 顏面小肢修復師：anaplastologist

•義耳：prosthetic ear •義鼻：prosthetic nose

•臉上人工皮膚：facial prosthesis •義指：prosthetic finger •義乳：prosthetic breast

我的獨特旅程

這是什麼樣的行業？

簡單來說，我的工作，就是製作身體各部位的小肢，為一個人塑回他原有的外表和面貌。一般大家熟悉的像手、腳之類的義肢稱為大肢，而五官、指頭這些，叫做小肢。通常，義肢也具有功能性，譬如，義眼能幫忙支撐住眼眶組織和眼皮；義鼻能防止灰塵進入，保護鼻竇；義耳可以幫助導入聲波，提升聽力。要做出一份舒適又兼具作用的義肢，需要對解剖學以及材料有深厚的通盤知識。而要讓使用者不知不覺地將義肢視作身體的一部分，是義眼師和顏面小肢修復師在藝術方面經過非常多年的訓練才能達成的。

義眼師和顏面小肢修復師是醫師嗎？義眼是顆圓圓的玻璃球嗎？怎樣將人造皮膚、鼻子、耳朵固定到臉上？這些是我從事這項工作以來，最常被問到的問題。所有答案，讀者都可以在接下來的篇章中找到答案。

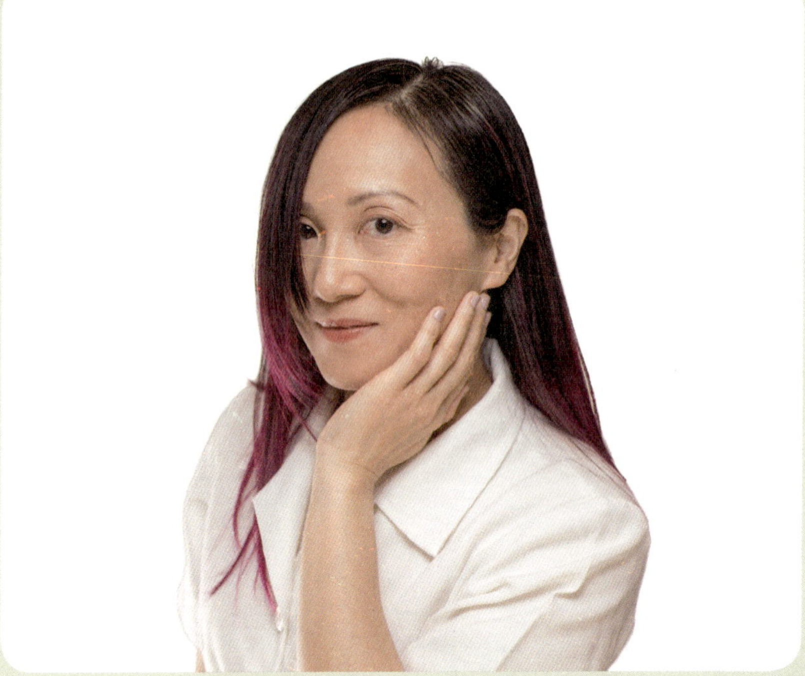

我是一名義眼師，也是一名顏面修復師。

我的工作，就是製作身體各部位的小肢，

例如：眼睛、鼻子、耳朵、手指。

我多數病人的五官，彷如隱藏在我髮下的面龐，黯然失色，

我的職責，就是塑回他們原有的外表和面貌。

踏入此行至今已經十五年，

就讓我從頭回顧起這一路走來的旅程吧！

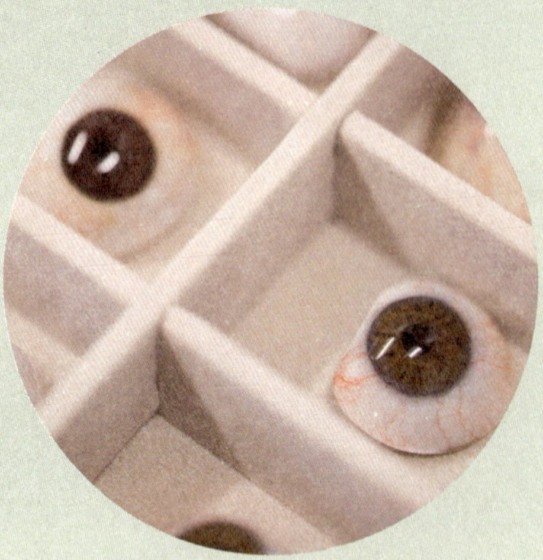

連血絲都清晰可見的義眼

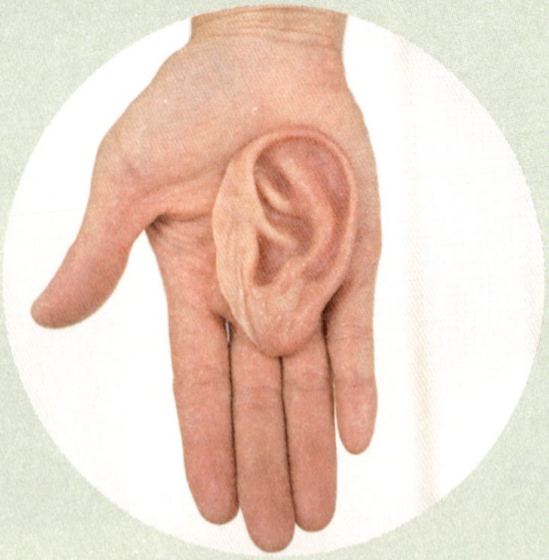

似假亂真的義耳

如何走進這個小眾的行業？

應該可以說這是我偶然撞見，進而熱愛擁抱的行業。

我小學時住在美國芝加哥，全世界最棒的芝加哥科學與工業博物館，就在離我家不遠的密西根湖畔，而我最愛去的地方，是當時位於二樓的人體展示區。那裡有兩整排用玻璃夾住的，一男一女全身的縱切面和橫切面。每片切片大約一點三公分厚，將人體剖面一覽無遺地展現在大家眼前。我對這些人體百看不厭、深深著迷。

大學時我主修生物工程，副修化學，但生活中最能讓我放鬆的休閒是繪圖與手工藝。我在想，我將來的職業，難道一定得是一板一眼的科學，而更加熱愛的藝術只能是嗜好？藝術和科學看來是迥然不同的兩個領域，我猜為時已晚，我不可能靠藝術吃飯。但如上一段所言，我熱愛人體，只因個性不善言詞，我不曾想過要當醫師，而有點想從事法醫。那時一位知道我在徬徨的好朋友，推薦我去讀一本叫做 *Death's Acre* [3] 的書，這是一本法證（或稱法醫）人類學的骨骸筆記，以人體遺骸來尋找許多未解的答案。讀完這本書，我沒走上想從事的法醫，卻接觸到一門從不知有的行業，叫做：醫學繪圖（medical illustration）。

醫學繪圖，是以精準清楚的製圖方式，可以是平面、立體、電腦、模型等各種形式，去記錄及傳播醫學、解剖學及相關知識的一門學問。常見的如教導兒童認識身體的精美人體繪本，複雜的從醫學院的教材，到甚至是提供外科醫師在手術前沙盤演練的模型，醫學繪圖都扮演著極端重要且不可或缺的角色。這個職業要求製作者有相當程度的生物醫學知識、對材料的了解，以及手做和繪圖能力，這顯然是把我的生物工程、化學與嗜好結合起來的最佳職業了。

由於以前從不曾正式學畫，大學畢業後，我先花了一年時間去學習科學繪圖（science illustration）。這一年嚴謹的訓練，我學到了利用非常多種不同材料製圖的技巧，以及在科學上，「精準」的定義。我曾在一個夏天畫了六十幅某一目昆蟲的生殖腺體。這一目昆蟲外表差異十分細微，要區分牠們品種的最佳方法，是靠牠們不太一樣的生殖腺，我的工作便是分毫不差地畫出那些小小腺體的不同處。這一年的課程對我日後的幫助非常大。

之後，我如願申請進入了伊利諾大學芝加哥校區的生物醫學視覺化科系（University of Illinois at Chicago, Biomedical Visualization），攻讀碩士。我選擇伊大，因為它在顏面小肢修復方面的課程，相當出色。我對有機會製作人體小肢感到興奮。一般會引起我們注意的義肢，都是手或腳。但是，人體

註

[3] 書籍全名 *Death's Acre: Inside the Legendary Forensic Lab the Body Farm Where the Dead Do Tell Tales*, 由 Dr. Bill Bass 以及 Jon Jefferson 合著。

會因為天生、意外、戰爭、疾病而受損的，決不限於四肢，人的手指、腳趾、五官、皮膚，同樣會因各種原因而失去。小肢製作，便是要幫助這群不幸的人，尤其是臉部損傷者，提供一個重新走入社會的機會。

漫長的實習過程

顏面小肢的修復是一個十分小眾的領域，二〇二五年夏天的統計，總部設於美國的「臨床顏面小肢修復證照理事會」（Board for Certification in Clinical Anaplastology，簡稱 BCCA）上認證的顏面小肢修復師只有三十九人。我的同行來自非常多樣化的背景，大家是由不同道路走上這一行。我上述的個人經驗，只代表其中一條途徑。

五官製作，除了懂得解剖學，還需要很強的手做藝術功力，其中的義眼，更是獨立出來的另一行。義眼的製作過程繁複，細節很多，因此在美國，義眼師的培養在學業課程外，手做方面採學徒制。考照前，必須在有執照的義眼師指導下，實習一萬個小時，也就是大約五年的時間。

我因為大學以及研究所修的課程已提供我足夠的生物、解剖知識，所以我需要做的，就是找一名願意收我為徒的師父。而有些人取得執照的方法，可能剛好與我相反。他們也許家裡或者親友家就是義眼診所，要取得手做經驗相對容易，因此自己要補足的，就是此行相關的知識。當然，不管以哪條途徑走向義眼師或顏面小肢修復師，在美國都必須經過學科與術科的考試鑑定才能取得執照。截至二〇二五年夏天，位於美國的「國立義眼師審查理事會」（National Examining Board of Ocularists，簡稱 NEBO）上共登記大約有一百七十二名義眼師。

看到這裡，讀者也可以找到前面另一個問題的答案了。義眼師和顏面小肢修復師，都不是醫師，因為我們和醫師所接受的訓練截然不同。

大部分人聽到一萬小時的實習要求，都會覺得不可思議，誤以為根本剝削勞工。但只要自己曾動手做過這個流程，就會知道此要求一點也不過分。首先，義眼是一個十分講求精密的作品。許多人都配過假牙，不管是一顆還是全口，只要有一點點不合，戴起來不是會痛，就是可能掉下來。義眼也一樣，讓義眼舒適地鑲在眼眶裡，使戴的人忘了它的存在，是最基本的要求。

再來，「眼睛為靈魂之窗」。假牙藏在嘴裡，為了各種理由，有人鑲金牙、銀牙，除非故意張大嘴，否則不會引來注目。但眼睛不同，這是大家看人時所看的第一個地方，逼真、讓人看不出來是假眼睛，是製作義眼的宗旨。眼睛有很複雜的顏色和圖案，即使華人自稱是黑眼珠，但大家只要站到鏡子前仔細觀察自己的眼睛，就會發現所謂的黑眼珠裡也摻雜了黃、橘、棕、紅和黑等多重顏色，更別提顏色更加多樣的西方人眼睛了。因此在那麼小的義眼上，如何一層一層把顏色堆疊上去，最終在蓋上最上層的透明壓克力後，要能立體地呈現出所想要的效果，是需要長久經驗累積的。虹膜瞳孔（俗稱的眼珠）外，眼白（屬於鞏膜的一部分）的「白」也不盡相同，況且還要營造上面的血絲。讓義眼毫不突兀，和另一眼看來一致，只是消極的要求。我們還希望目光炯炯有神、晶瑩剔透，讓義眼也能流露出需要者的靈魂。

我的恩師艾瑞克

收我為徒的義眼師艾瑞克，原本是位藝術工作者，沒有一點科學的背景，完全是經由學徒制訓練出來的一位優秀義眼師。在他指導我的五年，除了教我技術性的手藝外，還有一點是我相當感激他的。如我上面提過，我有不怕解剖、不怕看血淋淋人體、不怕碰觸大體的個性，但與人的社交對談，是我的罩門。偏偏要成為一名周全的義眼和小肢修復師，應對、說話也是相當重要的一環，畢竟將來我的病患，可能都是剛遭受人生重大打擊而失去眼睛、甚至是失去臉部某些器官的人。他們來找修復師時，通常置於人生谷底，在掀開他們臉上紗布的同時，我會看到的，除了是一張破碎的臉外，更有可能是千瘡百孔的心。艾瑞克知道我是新手，在我還是學徒時，他會先將那些多年前失去眼睛，現在只是回來更換義眼的客人交給我，再讓我跟在旁邊觀察他與新傷病人的交談。沒有他的循循指導，我不知道要說錯多少話。而現在，我已有獨當一面的能力了，我也傳承艾瑞克的精神，多方面周詳地帶領我的學徒。目前我的實習生是一名原本想當眼科醫師的大女孩蘇菲亞，她與住在菲律賓的外婆感情親密，知道在菲律賓的鄉間，有不少需要義眼卻沒能力到大都市求助的弱勢者。她希望學成後能每年到菲律賓幾個月，為那群人服務。

很遺憾，義眼至今沒有視覺功用。所幸已有科學家全心研究如何在義眼上裝上小攝影機，直接將影像送到大腦掌管視覺的區塊，希望有朝一日這方法能幫助某些特定盲法的視障者重新看到世界。

接下來篇章紀錄的，是我一路從在艾瑞克那邊當學徒，到目前擁有自己診所後，所遇到的各類病人。有些病人十分樂意我分享他們的心路歷程，甚至自己寫下文字交給我，要我用來幫助其他失去五官的人；有些則多年走不出悲痛，受傷後鬱鬱而終。為了病患的隱私，書中所有人名都是假名，而且也不能一五一十據實寫出他們的真實經驗。但我會以可能發生的背景、疾病或意外，帶讀者來了解這群患者，也幫助有類似遭遇的人從這本書找到勇氣。因為不能完全寫出病人的真正經歷，精準來講，請讀者將這本書看作是一篇篇的寫實小說。當然不管是真實記事或者寫實短文，都希望這本《讓我為你修復容顏》，能帶領大家認識義眼師和顏面小肢修復師這兩個職業，以及戴著義眼、小肢走天下的小眾人士。

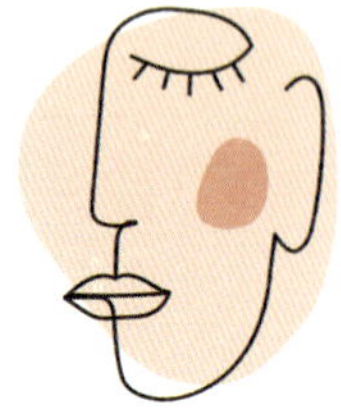

02 從實習到開業：學成下山，闖蕩江湖

二〇〇九年我在伊利諾大學芝加哥校區的生物醫學視覺化科系攻讀碩士學位，也同時在一家專門設計醫學模型的公司擔任了一年多的實習員，這經驗對我日後的修復師工作可謂彌足珍貴。二〇一一年我找到了位於加州首府沙加緬度的義眼師艾瑞克願意收我為徒，我必須取得五年一萬小時的學徒時數，提供指定的作品照片，加上一些其它要求後，才能參加執照考。本書的故事原型，有些是在沙加緬度經歷的，有些則是自己開診所後的故事。我在二〇一六年二月和六月，分別取得了義眼師和顏面小肢修復師的執照

後，被艾瑞克派往他在拉斯維加斯賭城的診所全職工作。義眼師因為很缺，美國又如此之大，因此許多義眼師都在不只一個城市或一個州經營診所，以減少病人舟車勞頓的麻煩和花費。之前他自己每四週就要從加州飛到賭城來看病人，現在我終於學成下山，可以闖蕩江湖了。

艾瑞克是位義眼師，本身雖不做顏面小肢的修復，但因為我在學校已修習過顏面課程，因此他的義眼知識及經驗，再搭配診所的設備，在這兩行業，都擁有指導我、充當我師父的條件。我跟著他學習義眼製作，而顏面修復方面，他提供給我診所所有工具、材料，加上口頭意見，讓我有手做練習耳朵、鼻子、皮膚、指頭等小肢的機會。在沙加緬度的五年多，一直有他指導，和他並肩作戰；來到賭城後，大部分時間我一人駐點。艾瑞克希望因為有固定的修復師在此，能說服更多客人走進診所。我就這樣為他負責這間診所，開始學習技術以外，經營一家診所的「眉角」。

賭城這診所在有了全職的我之後，艾瑞克逐漸減少來這裡的次數，而將時間挪去開闢另外一州，以服務有此需要的人。我開始學習獨立管理他的賭城診所，只在必要時才諮詢他。經過了一、兩年經營上的摸索、對與錯的嘗試後，這診所因為有全職的我的投入而更獲得病人的信賴和安全感。由於我的強項不只在義眼，還包括了五官，我也非常喜愛這個沙漠城市，於是在艾瑞克詢問我願不願意再換到他新開發的州去經營新診所時，我反過來詢問他買下這診所的可能性。我知道需要修復五官的病人不多，花錢買下診所，也就代表了從此我必須自負盈虧，為自己的病人負責，不再有一個老闆可以幫我擋著可能的虧蝕與糾紛。但我想這是成長之必要，我將會是內華達州唯一有兩張執照的全職義眼師和顏面小肢修復師，這是我的優勢。艾瑞克也同意這樣做對他、對我、對病人是一個三贏的局面。

義眼師將診所賣給學徒，是時有所聞的情況。義眼師經常是個家傳行業，有些沒有孩子、親戚可以傳承的師父，會在收學徒時即簽下合約，要求將來學徒必須買下他的診所繼續經營。也有些家族因為第二代太多人想傳承，便必須產生「分店」；或者因婚姻或某些因素搬離開原處；當然也可能家族成員有了衝突，決定到其它城市或外州展店。

其實早在二〇一四年，我還在沙加緬度時，就已經對將來自己的事業有個藍圖。顏面小肢修復和義眼這兩個行業，因為實在太過小眾，前者也許還有少數學校在開課，但後者，幾乎都屬家族行業。為何會有這樣的差別演變呢？最早開始製作玻璃義眼的，是來自德國 Lauscha 地區的 Müller-Uri[1]，他原是專為玩具娃娃做玻璃眼睛的，到了一八三五年，他與一位教授研發出了做義眼的技術。Lauscha 向來就是德國一個製作玻璃品、飾物十分有名的地方，他發明義眼後，這工夫便保留在他故鄉裡，後來隨著鄉人及他家族人員的遷移，玻璃義眼慢慢進入其它國家，早期美國的義眼診所，幾乎都可尋根回這區域。由於這樣的起源，義眼傳統上都是家傳企業。二次世界大戰由於美國與德國交惡，無法取得做義眼的專屬玻璃，只好轉而尋求牙醫界的幫忙，在美國因而試驗出

註

[1] Ludwig Müller-Uri：來自德國 Lauscha 地區，出生於 1811 年 9 月 4 日，卒於 1888 年 11 月 7 日。

[2] Anna Coleman Watts Ladd：美國人，出生於 1878 年 7 月 15 日，卒於 1939 年 6 月 3 日。原是位雕塑家，因為嫁給醫師，以及一次世界大戰的發生而接觸了傷兵，發展出顏面修復的技巧。

壓克力這替代品。

而顏面修復的發展，也與世界大戰有關。一次世界大戰時，美國服務於紅十字會的Ladd [2] 與英國的 Wood [3] 兩名雕塑藝術家，共同開發出為傷兵修復受損顏面的方法。到了二次世界大戰，出生於德國移民到美國的 Spohn [4] 授命為榮民修補眼睛以及身體的殘缺，鑒於傷兵所需的義肢是從眼睛到腳趾，為了完善這個範疇，他整合需求，發明了顏面小肢修復學（Anaplastology）的這個醫學名詞與領域，後來並在舊金山的史丹佛醫學中心創立了第一個顏面小肢修復學院。這個學院目前已不復存在，但 Spohn 退而不休，繼續到墨西哥、沙烏地阿拉伯去規劃顏面小肢修復的議程，一直貢獻到八十四歲才真正退休。

也因為這樣，顏面小肢與義眼的修復，曾因大戰而短暫整合，但礙於傳統，後來仍屬不同範圍。由於需求人數不多，很少學校、研究機構或大型醫院有意願將經費投入在這領域的器材和研發上，在過去幾十年中，只有少數的大學曾開出相關科系，可是這不多的數量還在遞減。而且這些科系也只是處於「師父領進門」的角色，學校提供最基本的入門課程，而之後的「修行在個人」，尤其是義眼部分，都只能靠自己找位好的師父追隨。目前全世界專職培育顏面修復師和義眼師的學校十分有限，而且學程不斷在變更，學生常常只能研讀相關領域，再找機會跨入這一行。也就是說，傳統的學徒制，仍是最普遍的選擇。

註

[3] Francis Derwent Wood：英國人，出生於 1871 年 10 月 15 日，卒於 1926 年 2 月 19 日。是第一個以雕塑的純銅做為面具並上色後，為顏面受損的人修復臉部的雕塑家。

[4] Walter Spohn：德國人，後移民美國。出生於 1914 年 6 月 5 日，卒於 2003 年 1 月 24 日。

因此，在缺乏大型或官方經費的支持下，我們這群修復師，於忙碌的工作中，只能靠著志業、興趣，用自己的時間和金錢，支持著自己熱衷與賦予的使命。二〇一四年那時我雖還不能成立自己的診所，但我已利用閒暇時間，到大學去帶領學生認識這兩個行業的存在，並提供他們動手試做的機會。我也開始寫作部落格，分享同意被公開的病人經驗以及他們修復面容的前後對照照片，介紹此行業的歷史、演變、材料、工具、好書、論文等，貼上研討會開放的紀錄、影片，以及艾瑞克和我的演講，和一些手作示範課程。

二〇一八年買下艾瑞克的診所後，我跳脫主客地位，完全以病人的立場來思考怎樣的診所，才能算是一家好的診所，以此做為調整的方向。第一步，我認為是必須搬換地點。美國是一個非常大的國家，顏面修復師加上義眼師卻才兩百一十人左右，所以將來我的病人，可能是必須開好幾小時的車，甚至搭飛機過來。因此我打算關掉艾瑞克租來的地點，重新將診所設在一個附近有平價速食、咖啡、商場和旅館的地方。我要考慮的不只是患者的方便與花費，還要讓陪伴他們過來的家人，在等待時有個只要花少少的錢，就可以打發時間的好去處。我看遠來病患的流程，同樣調整成盡量集中在他們來到的那幾天，以減少他們必須留在診所附近的天數。這一點，相信在台灣同樣重要。台灣雖然不大，但義眼師、顏面小肢修復師的人數大約只有四位左右，為病人提供方便的地點、平價的花費，應該都是修復師希望能做到的。

第二步，是診所的安全與舒適度。沒有人喜歡上醫院，雖然我的診所不做醫療行為，但因為患者都必須在我診所待上一段時間，我希望給他們十分放鬆、像咖啡店的氛圍。因此從接待廳、診間、工作房、義眼繪畫室，在油漆選色、櫥櫃搭配、光線來源、音樂的流入等，我都仔細設計。製作義眼、義肢的過程，有些材料會產生粉塵、氣味，那些地點都設有抽風機。診所裝潢期間，剛好遇上新冠來襲，封城期間難以找到工人，我於是利用這段時間，自己組裝家具、油漆等等，完美營造一個讓病人和家屬都會感受到溫馨和自在的環境。

二〇二〇年新冠疫情嚴重，全美幾乎都封城，不過我的診所屬於必要行業，可以照樣營業，但病人畢竟有所顧忌，約診人數下降。對我而言，這是老天爺送下來的時間，讓我有空檔好好思考新診所的營運。因為之前為診所向保險公司發送帳單的人員也離開了，我決定自學這方面的知識、跟保險公司打交道的招數，以及尋找、試用經營一家診所所需要的好用程式。撐過疫情，病人慢慢回流時，我對診所的大小事已能駕輕就熟，可以一個人「校長兼撞鐘」。我的宗旨是，盡量靠高效率的處理法來對付瑣事，而將最大量的時間留給病人。

任何行業，都會遇到令人動容的時刻，以及再怎樣都無法取悅的客人，我們這行也不例外。記得在艾瑞克那裡剛開始為病人做顏面整修時，曾有一段兵荒馬亂的日子。那時我經驗不足，艾瑞克也不是顏面修復師，所以我經常都是單打獨鬥靠著無償的加班

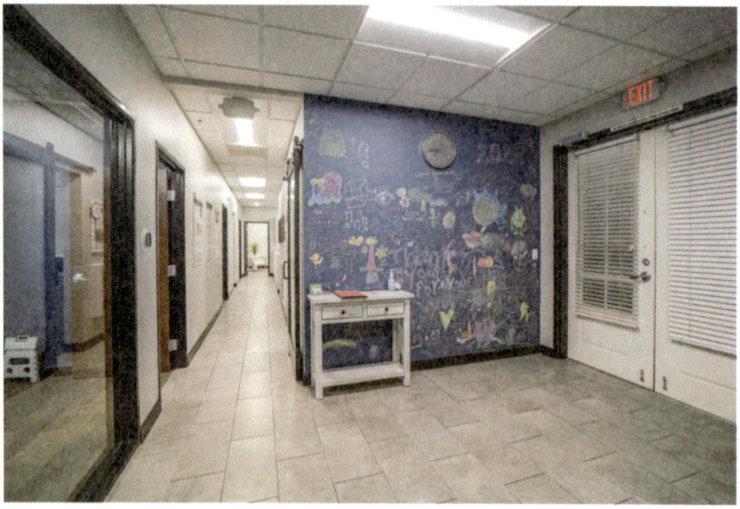

診所的候診室。我買了特殊的油漆，將候診室的牆面漆成一面黑板。我的構想及設計，是讓病人在候診時或看診後，能寫出或繪出心中想表達的意念。同時，在等待的時間也不會覺得太無聊。

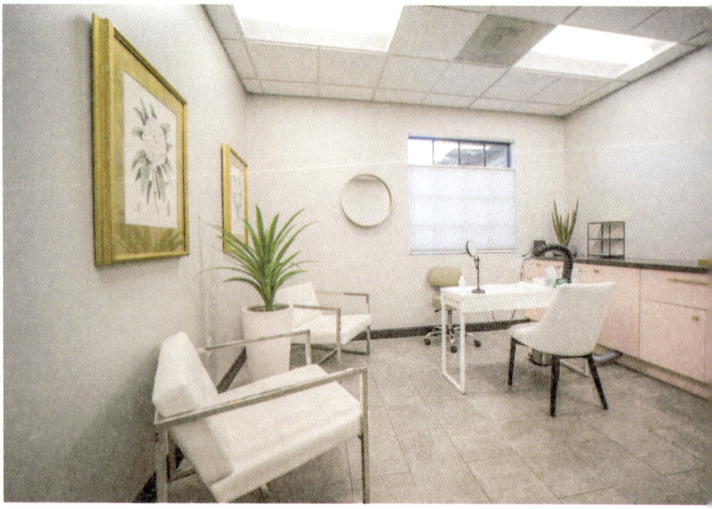

診所的第二看診室。臨窗，有良好的光線，是為病人畫眼睛的診間。讓病人及陪伴家屬能在舒適的環境中進行畫眼。

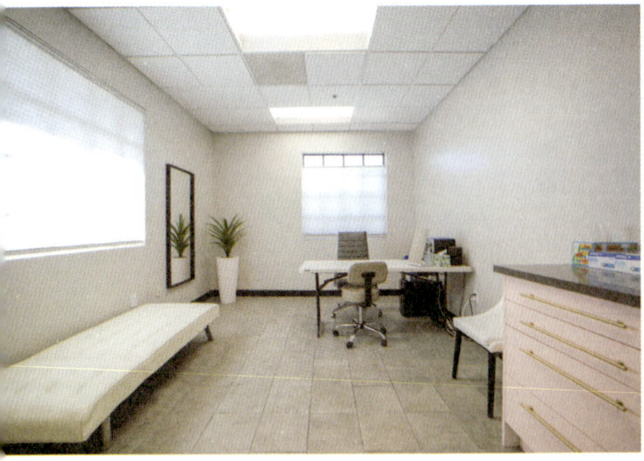

診所的第三看診室。這是為做顏面小肢修復的患者，特別設計的診間，備有一張伸縮床，讓病人在印模或做其他修復時，能夠舒適的躺著。

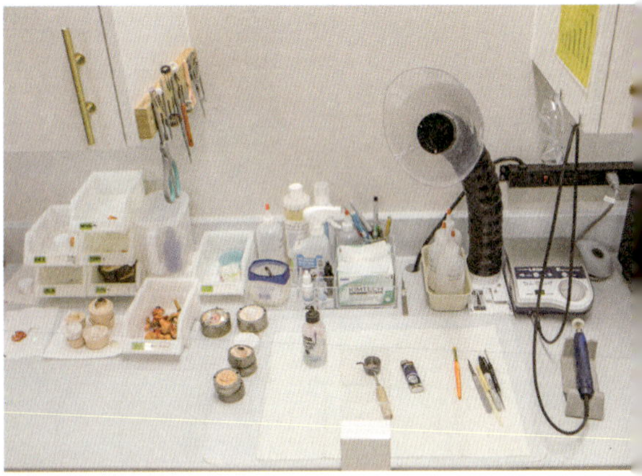

工作室中製作義眼常用的工具。

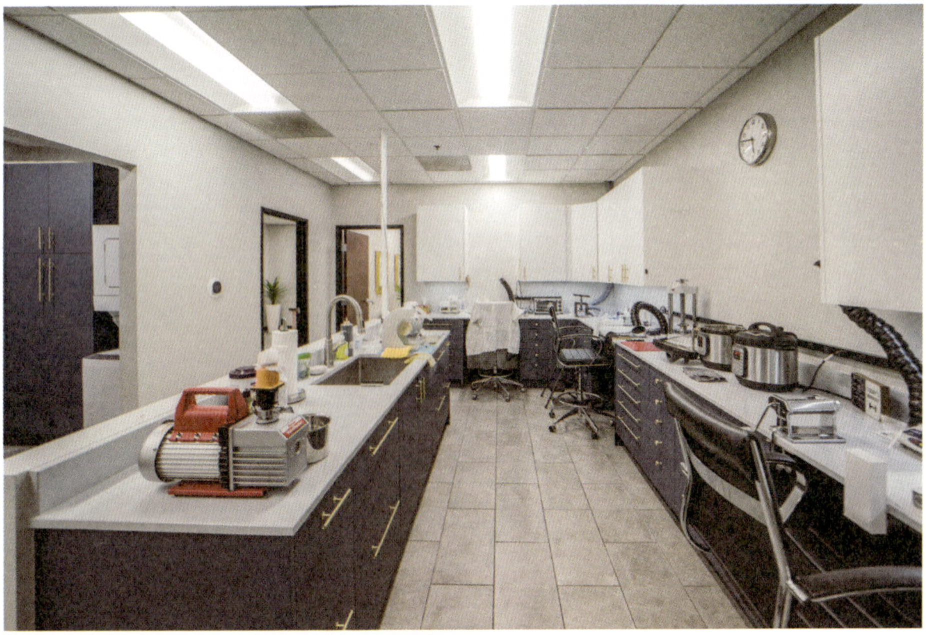

診所的工作室，也是診所最核心的地方。為病人製作義眼及小肢，都在這個工作室中進行。

和花費自己的金錢，為病人做出三、四份作品，只為能給他們最佳的結果。辦公室的助理，也同樣是在那時開始經手顏面修復的保險程序，大家經常處於手忙腳亂的情緒下。我們會因譬如膠水不夠理想，或者保費問題，被病人破口大罵。有一天，我為一個其實不是我們辦公室犯的錯誤，被一通電話吼了十幾分鐘。但放下電話，我又得撫平心情，用笑臉去接待我的下一位客人。

那天來的，是一位被化學藥物炸得面目全非、只剩一點點視力的大男生。看著他帶來的五張照片，之前的他，擁有電影明星般的立體五官，真心疼他是如何承受這種打擊的。因為剛被前面的電話砲轟一番，這時的我格外小心，每一個步驟都一而再、再而三地照書上教的執行，也仔細跟他解釋我每一個動作的目的。他配合我的檢查、印模，自始至終保持著友善與耐心。一直到要離開前，他忽然跟我說：「璟嵐，妳是位專業人士，非常有能力的顏面修復師。下次，說話要多帶點自信心。」一個剛失去五官的人，竟然能夠反過來鼓舞我要自信一點！

短短幾週接觸，只要他出現在診所，大家都馬上能感受到一股積極的生氣。他的陽光心態，他的鼓勵，在我實習期間，成為我很大的精神支柱。即使現在我已經離開沙加緬度，沒能再見到他，但他流露出來的樂觀精神，成了我開業後追求的指標。我期許這家診所，能秉持他教會我的正面態度，讓每一位病人都能帶著自信心走出門。

當然，這麼多年，我也學會了接納難纏的病人。許多人，都有一條帶給自己安全感的小棉被，不管長到多大，小被被已多麼破爛、洗不乾淨，還是沒有任何東西可以取代它帶來的安全感。義眼、義肢也是一樣。曾遇過一些病人，無論我做出多麼逼真、舒適的新義肢，他們對新的永遠極盡挑剔，舊的再怎麼失真、不合了，在他們心中，仍是最好的。早期，我會極力配合他們，努力修改，希望做出一個令他們滿意的作品，但後來經驗告訴我，他們早已將舊的義肢義眼當作身體的一部分，除非願意先卸下這層認知，否則我是無法滿足他們的。在這種情況下，我已學會不要奢望時間會讓他們慢慢愛上其實是比較好的新作品。倘若經過兩、三次的修改，他們仍說不出理由，就只是抱怨新成品不夠理想，我會回過頭來複製他們原有的義肢、義眼，將重點放在內部的舒適度、穩定度，而外表只做小小的改善，好讓他們能擁有原來義肢、義眼所帶來的安全感。

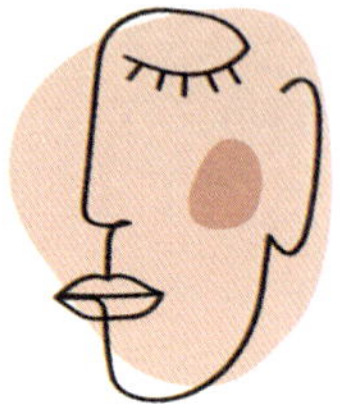

03 義眼與顏面小肢的製作

在後面故事中，讀者會發現通常我只需要幾次門診，就可幫客人完成義眼或五官。但在新人學徒時期，我也曾經著手非常特殊、棘手的病例，前後用掉超過一年的時間。這些過程，為我累積了彌足珍貴的經驗，經驗在我們這一行，占著很關鍵的角色。不過，義眼、顏面小肢的基本製作流程，到底是怎樣呢？在寫故事之前，讓我先來介紹義眼和其它小肢的製作方式。

在美國，製作義眼的材料是壓克力，但在某些國家，譬如德國，玻璃仍是義眼的主材料之一。玻璃義眼的好處是價格較便宜，壞處是比壓克力材質容易破損；而且一旦受淚水侵蝕，玻璃製的義眼無法重新拋光繼續使用，必須再製一顆。在第一章我提到，經常有人問我，義眼是顆圓圓的玻璃球嗎？答案是否定的。無論是玻璃還是壓克力義眼，都是根據病人眼眶裡的形狀做出來的，只要是好的義眼師製作出來的眼睛，在舒適度上應該也沒有差別。

截至二〇二五年夏天，美國擁有執照的義眼師有一百七十二名，還有大約九十位在美國拿了執照後，在其它國家開業。當然各國對義眼師的條件要求不同，有些國家根本沒有執照可考，因此是否領有執照在一些國家可能不是重點。全世界現在有多少義眼師，很難找到真正的統計數字。但根據網路的查詢，台灣應該至少有四位義眼師在為大家服務。每位義眼師都有自己習慣使用的材料、器具、技巧和門診次數，我的流程請參考第五十四頁的「修復師的小教室」。

顏面小肢修復師，是個比義眼師更加罕見的職業。全美國有三點三五億的人口，但到二〇二五年夏天為止，擁有顏面小肢修復師執照的只有三十九人。根據一篇二〇二三年十月發表在 Johns Hopkins Medicine 的文章指出，目前全世界從事此行業的專業人士大約只有兩百名。當然和義眼師一樣，在某些國家是否持有執照不是開業的必要條件，因此正確的人數也是難以估計。在網路搜尋，台灣目前應該至少有一名提供義鼻、義耳的顏面小肢修復師。

倘若我接手的病人，是需要做顏面修復，或者義眼加上眼眶的，那麼情況便會視

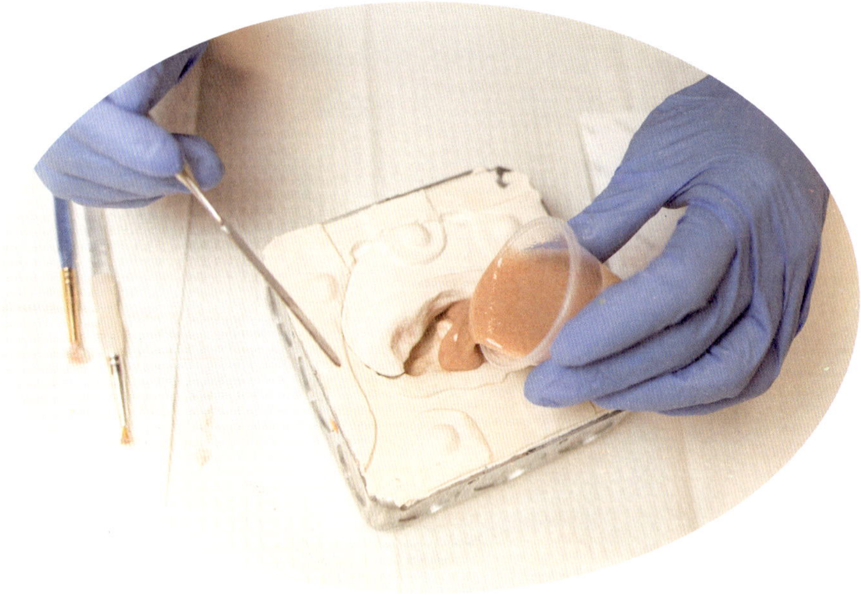

將調好基本色調的液體矽膠，
灌入耳朵的石膏模型中。

個人需要而比第五十四頁「修復師的小教室」所列出的義眼流程複雜許多。臉部義小肢的製作過程和眼睛相似，也是要先製模，模又有底模和外膜兩種。底模是為了讓義小肢將來能穩穩地固定在殘缺處，或稱治療處；外模則是為了做出一個有真實外表的義小肢。假設缺的是眼眶、耳朵、顏面的某部位，那除了在治療處印製底模外，還必須依照病人臉部另一側的器官來做外模；但若缺的是鼻子，就只能參考病人之前的照片、有類似臉型的家人或朋友的鼻子，甚至做一個他們嚮往的鼻型。但不管是耳朵或鼻子或哪個顏面部位，因為已經失去，都必須經過多重步驟才能製好一個模。舉例來說，若失去的是右耳，那麼就得為完好的左耳印製一個模，送給 3D 列印公司，請他們為我印出一個左右相反的右耳來，我才能調海藻膠或矽膠包裹住這枚列印好的右耳，做出外模，再視案例狀況，用石蠟或者一種特殊可被融化的黏土填入模裡，去做出一只右邊的義耳。當然，有時也可以跳過 3D 列印的過程，直接看著左耳的模，用蠟/黏土雕塑出右耳來。

雕塑好耳朵後，必須請病人來到門診試戴，檢驗底模處與治療耳是否完美吻合，戴上後外耳的角度、高低、厚薄等等細節，是不是都與另一耳對稱。調整到一切正確後，再以這個模型耳朵來拓印出一個空模，才能在這空模裡注入矽膠，或是慢慢一層層的調入矽膠去做出義耳來。

若失去的是鼻子，除非家人朋友願意來接受鼻子印模，不然這個外模，便要靠修復師根據病人臉型、喜好、要求，耐心去雕琢出來。

做顏面器官的材料，是液體矽膠，修復師可先在矽膠中調入病人膚色後灌進模子讓它固化；或者因為五官的膚色也並非一成不變、從頭到尾都維持一個色調，為達到更真實效果，我是慢慢一層層地調色，一層層地固化。固化後的矽膠若仍有需要，還可以再在外部上色，以達到更逼真的效果。

我在二〇一六年考照時，重點放在眼睛、臉部小肢，因此我考兩種執照時，作品沒有包括義乳。但乳房和身體其它部位一樣，有些人可能天生就是乳房發育畸形或不全，或者因為疾病的切除、意外的損傷等等。加上這些年性別認同問題逐漸浮上檯面，有更多跨性別者、做異性裝扮的變裝者，以及接受手術的變性者，如果是男變／跨／裝女，藉由義乳的幫助，他／她們能更滿意、自信於自己的外型。

在美國，除了動乳房整形手術，還有兩種職人可幫助需要的人選擇義乳，一種叫做義乳試配師（mastectomy fitter，在台灣似乎沒有這種職業，因此名詞只是暫譯。），另一種就是小肢修復師。前者的工作是為客人仔細量身，選擇已存在市面上，最適合她們的義乳、胸罩商品；而後者則是根據客人的胸型，不管是沒動過手術，或是搭配術後的需求，做出個人化義乳，在配戴上可以更貼身、舒適、有安全感。對於因手術或者任何原因而導致兩邊不一樣大小的乳房，可以分別補足到想要的形狀、大小和重量；膚色、膚質、乳暈、乳頭都會照使用者的要求來做。這些年義乳的需求者越來越多，不過如我上面所說，在我學習、考照到執業期間，我著重在臉部義肢，所以對義乳、指頭等身體小肢較無涉獵，因此並沒有做義乳的經驗。

我的患者需要的有可能是臉上的某個部位或者指頭，有些也許不難，但有些卻深具挑戰性。大部分情況我可以獨立完成，可是有時我也必須尋求不同專業專家的意見或幫忙，譬如眼科醫師、眼整形外科醫師、驗光師、外科醫師、口腔頜面修復專科醫師或者牙醫，一起研究補救的可能方法。

也因為這樣，即使我擁有自己的診所，每日工作流程已十分緊繃，每年我還是會撥出幾次時間，去參加義眼以及顏面小肢修復的研習會。在研習會，我不但會聽到最新發表的論文、成果或是有效好用的新方法，看到新開發出來的醫材、工具，並且還有各種主題的研討會，讓同行專業人士將自己這一年來遇到最具挑戰性的案件，最後如何解決，或是無解的經驗，拿出來與其他人討論分享。如我在上面提過，義眼師與顏面小肢修復師，一直是個小眾族群，而且分布極不均勻，許多義眼師和修復師都是跨州開業，將時間分配給不同州的病人。藉著研習會這樣的交流，我們能吸取到彼此的經驗，不管是在對中學習，或是錯中避免，甚至只是挫折經歷的取暖，都是我們這些小眾五官修復師重要的療癒場所。

義眼的看診與製作流程

每位義眼師都有自己習慣使用的材料、器具、技巧和門診次數。以下所寫的步驟和所使用的方式，是指在沒有太特例的狀況下，到我的診所，我個人習慣的門診安排。

～✿～

第一次門診

檢查病人眼眶，並為他們灌模。灌模的目的，是得出一個可以穩穩置放在眼眶裡的模型，以作為將來義眼的背面。許多讀者也許有做假牙的經驗。不管只是缺一顆牙或者做整口牙，牙醫都會讓患者先咬合一種軟軟的膏狀物，定型後取出，那就是病人的齒模。相同的，為病人印眼模也是這樣的概念，我會視情況將矽膠或是海藻膠注入病人眼眶裡，定型後拿出來即為眼模。

以這個眼模為體，我再用海藻膠包住它，拓印出這形狀的空間，再利用那個空間灌進石蠟，做成一個很容易修改的蠟質眼體。

第二次門診

除非是做鞏膜覆蓋眼片（scleral cover shell，第七章有詳盡說明。）的試戴模，它所使用的材料是壓克力，需要較長的處理時間外，其餘義眼的第一次及第二次門診也可合併，變成一次較長的門診。這在義眼師稀少，大多為遠來病人的狀況下，是很必要的調整。此次門診的主要目的就是試戴眼體。這一步驟是為了確保將來義眼的舒適度與真實度，因此蠟體跟上下眼皮開閉的配合，它的厚度、角度、虹膜直徑、目光焦點、與另一眼的對稱等所有細節，都要在此時調整到精準完美。蠟體因為容易刮切，可輕易修正，是我個人最常使用的試戴材料。

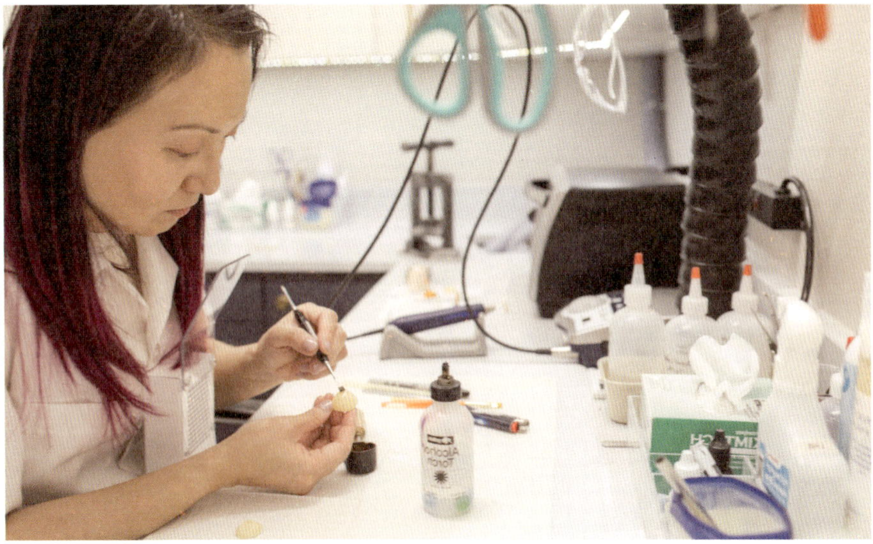

修改石蠟眼體。製作義眼的過程中，要先做一個試戴眼體給病人試戴，以調整它的厚度、角度、虹膜直徑、目光焦點，以及跟上下眼皮之間的開合，確保將來義眼的舒適度與真實度。這個試戴眼體通常以石蠟做成，因為它很容易修改。所有細節，都要在石蠟眼體修正時，調整到精準完美。之後，再以這個石蠟眼體，做一個石膏模。

接下來，我必須藉由這個已修整到十分正確的蠟體，再一次以石灰糊包裹住它，做一個石膏模，以拓出這個蠟體的空間。得到空間後，我便可以擺進帶著小把手的虹膜鈕，填入壓克力團，以儀器鎖緊後加壓，再放到水中均勻加熱，就能製成一顆將來畫好後，要真正置入患者眼眶裡的壓克力義眼。

第二次門診

這一次主要工作就是繪畫眼睛。首先，我必須先磨掉一點壓克力表層，再將極少量的油畫顏料加入未固化的液體壓克力中，為病人畫眼睛。與東方人比起來，西方人的虹膜（我

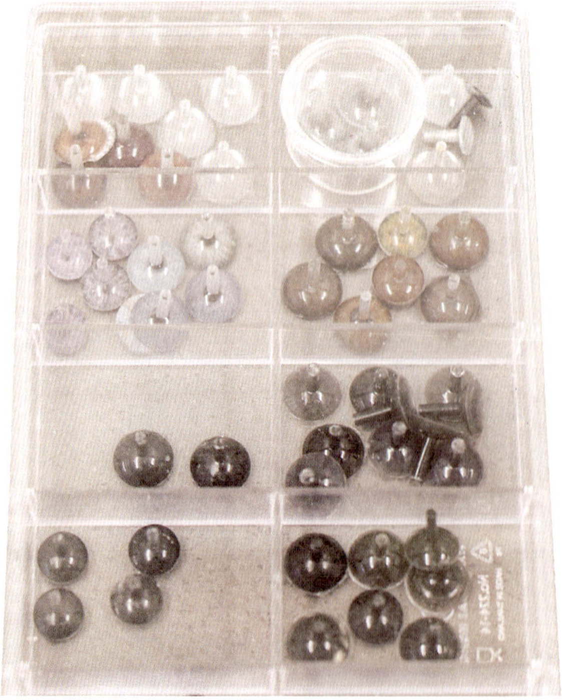

裝在小物整理盒中各種顏色帶著小把手的虹膜鈕（Iris buttons）。將虹膜鈕，填入壓克力糊後，就能製成一顆壓克力義眼的粗胚。將粗胚磨掉壓克力表層，就可得到一個虹膜平面，來為病人畫眼睛，它是義眼師的畫布。

們東方人稱之為黑眼珠的部分）顏色變化更加多端，藍色、褐色、棕色，甚至琥珀色、綠色、藍紫色、藍灰色等，因此我會安排病人坐在光線良好的房間，耐心地讓我看著他的好眼睛作畫。眼睛小小一顆，可是細節極多，虹膜本身、虹膜邊緣、瞳孔、眼白，畫一只眼睛大約要一到一個半小時。倘若因任何因素，無法在約好的時間內畫好，我通常會再為病人多安排一次畫眼睛的門診。有些病人問我可否拍下眼睛照，對著照片作畫就好，除了在極少數的情況下，答案通常是不行的。不管是留在手機上的影像，或是洗出來的照片，顏色都會失準，只能當作整體的參考。對沒接受

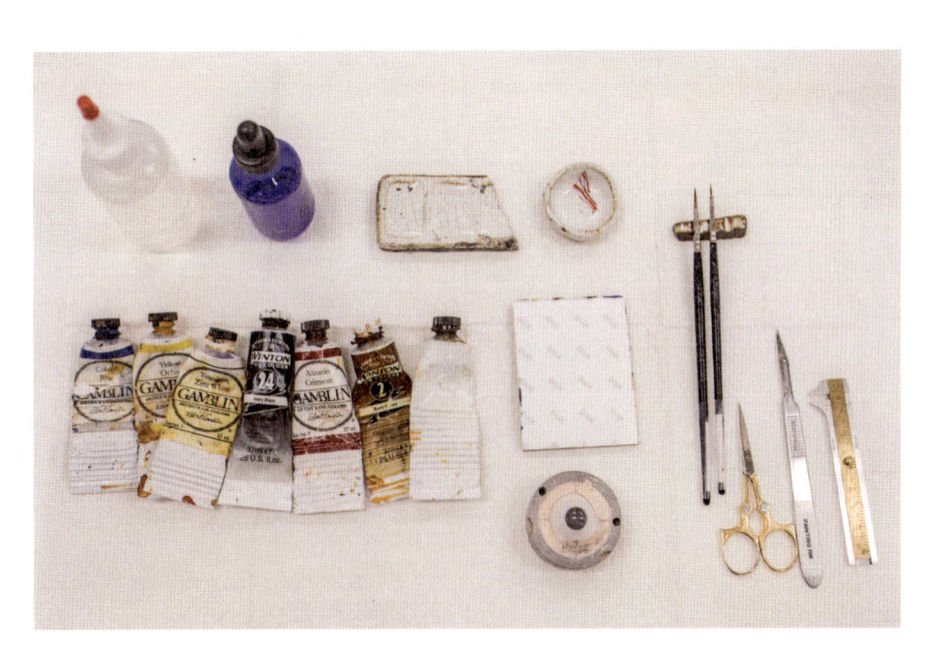

我為病人畫眼睛使用的材料及工具。

包括油畫顏料、未固化的液體壓克力；棉線、剪刀、量尺等工具。

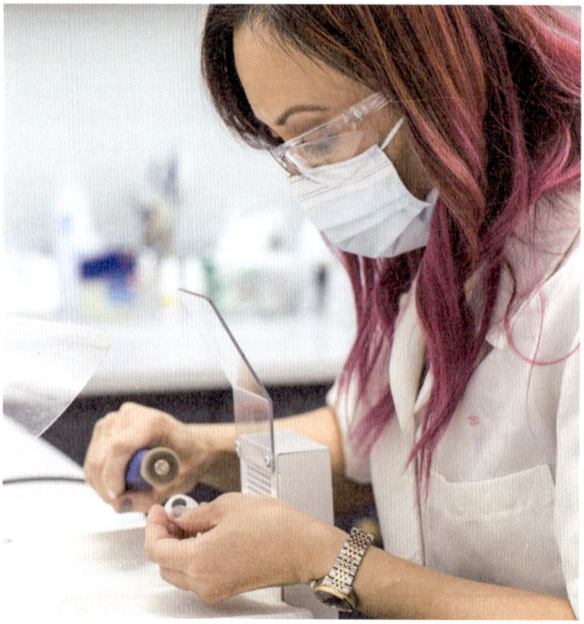

切割、打磨是製作義眼的過程中，非常重要的步驟。例如，壓克力的粗胚完成後，要切掉部分表層，才可以開始畫眼。

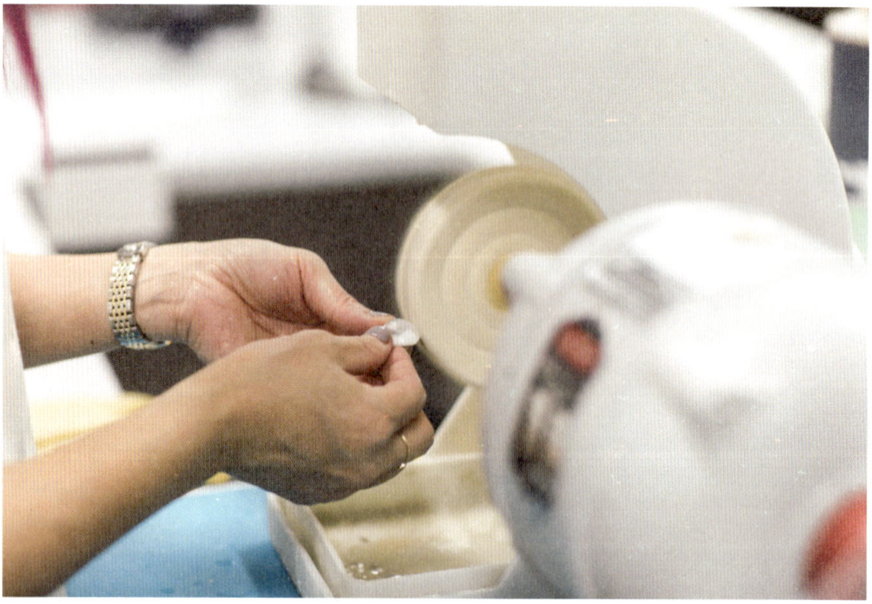

拋光也非常重要。整個義眼，要研磨得光滑，才能讓患者戴起來感覺舒適，不會傷害到眼窩的組織。義眼用久了，會有汙垢沉澱，表面也會有摩擦的痕跡，約每半年回診所保養，重新拋光後。眼睛又會變回光亮有神。

過專業訓練的人，也許看不出照片與真實眼睛的色差，但對義眼師而言，任何偏差都是不允許的。義眼師對虹膜、眼白的顏色、形狀、細節極度敏感，對顏色的認識、調色的精準更是必備條件，即使是眼白，也會有不同深淺的白，上頭還可能有不明顯的色斑。眼白上的血絲分布更是不一樣，我們都必須耐心做好。我做的血絲並非畫上去的，而是以撕開的棉線黏上去的。

因為之前已先磨掉一些表層的壓克力才能在虹膜片上開始作畫，因此上了油彩畫好的眼睛上，必須再製一層透明的壓克力，以恢復它正確的形狀，這樣，油彩的部分也被完全包覆在義眼內部，不會與外界接觸到。之後義眼被緊緊鎖在一個模組裡，放入水中加壓煮一段時間，以確保整只義眼均勻受熱。在水中加熱時，義眼本身並不會碰到水，取出後再經過非常仔細、不同程度的幾道磨光打亮步驟，才能成為一顆晶亮有神的眼睛。

第四次門診

這一次門診，便是將做好的義眼交給客人，並教導他們如何戴脫，以及之後的洗滌保養。假如義眼有小瑕疵，我也會當場修改。至於睡覺時需不需要拿掉義眼，我會依病人所配戴的義眼類型給予不同的建議。若是病人原來的眼睛已被摘除，那麼要不要拿掉義眼，純屬個人習慣與喜好。有些病人喜歡每晚拿下來透氣，但也有人不願意拿掉義眼後，那種眼窩空洞的感覺。如果病人眼睛還在，戴的是鞏膜覆蓋眼片，我就會建議每天睡前將眼片取下來。義眼再逼真，畢竟還是一個外來物，所以清潔工作至關重要。倘若戴著義眼，通常以生理食鹽水潤洗即可；假若義眼已經取下，便可以用肥皂與水清洗。酒精會讓壓克力材質產生化學變化，因此應避免讓義眼接觸到酒精或者乾洗手精，這點在新冠疫情下，尤其必須注意。義眼和隱形眼鏡一樣，戴久了表面會附著蛋白質沉積物，也會有摩擦的痕跡，建議是每半年回診所徹底清潔並重新拋光，以保障有顆最清澈透明的眼睛。

兒童因為臉部、眼眶、身體都還在成長，必須經常回診所檢查、修改或者更新義眼。大人的眼眶也會隨著時間改變形狀，大約五年就會讓義眼戴起來不再那麼舒適，因此會建議病人每五年回來重做一顆義眼。每半年一次的清潔拋光以及五年更換一只新義眼所需的費用，美國大多數保險公司都會支付。因此，我們的病人與診所裡面的員工，都是終身的朋友。

義眼製作流程

義眼製作大都是在病人看完門診以後，義眼師獨自在工作室內完成的工作，其中有許多步驟都是要在不同的階段，重複製做。例如：調海藻膠，調壓克力原料、秤重量、將氣泡用震動器震出、以儀器鎖緊加壓、加熱、研磨、拋光等。

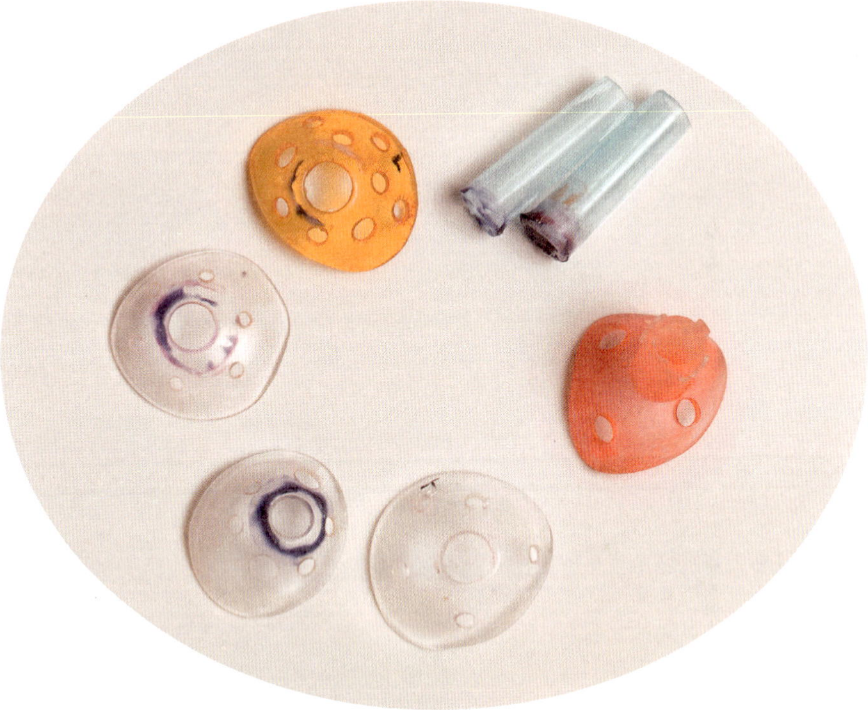

義眼印模托（impression tray）及
灌模使用的小管子。

義眼的看診及製作流程圖

義眼的四次看診及期間的製作流程如下

第一次門診

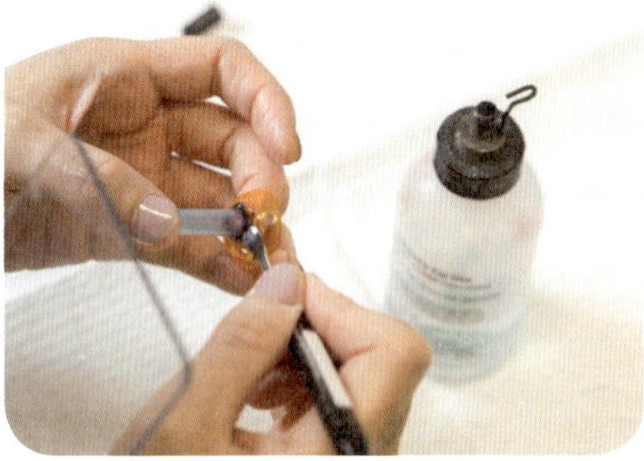

- 印模前的準備，將小管子與義眼印模托（impression tray）用熱蠟黏接在一起。

- 為病人的眼腔印模，將義眼印模托放進病人的眼腔內，將矽膠注入病人眼眶裡。

這張照片中，我們可以清楚的看到義眼印模托。實際上為病人印模時，義眼印模托是放在病人的眼腔內，已經被眼皮覆蓋，我們看不到。印模的目的，是為了要得到一個置放在眼眶裡的模型，以作為將來義眼的背面。

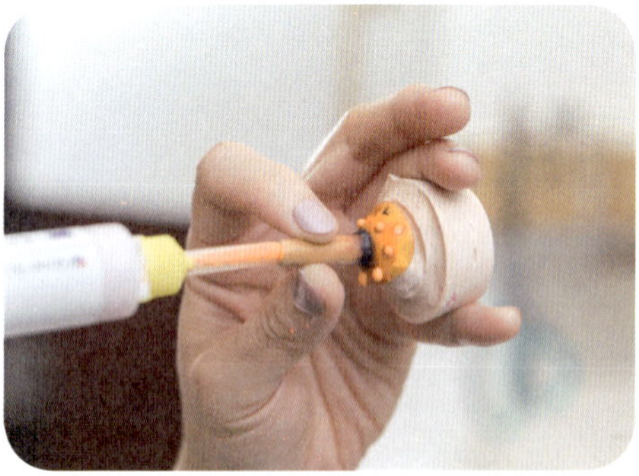

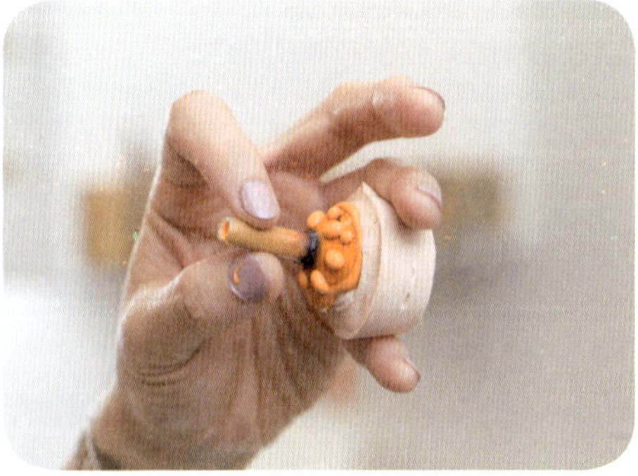

- 定型後，藉著小管子的力道，將義眼印模托及矽膠從病人眼腔中拿出來，即為眼腔模型。

第一次門診～第二次門診間

在工作室必須完成的工作如下

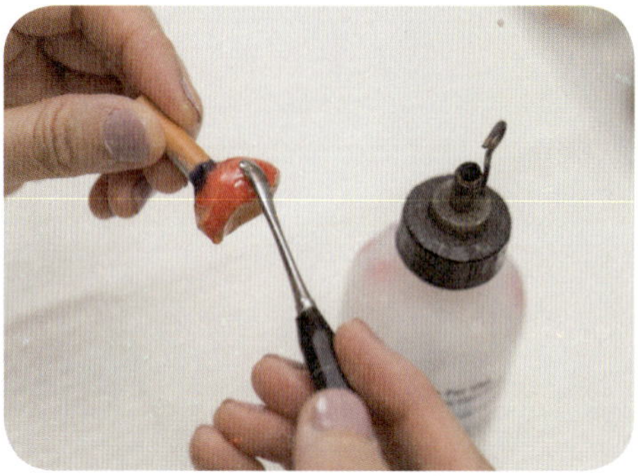

- 拿出來的眼腔模型，再用熱蠟修正。

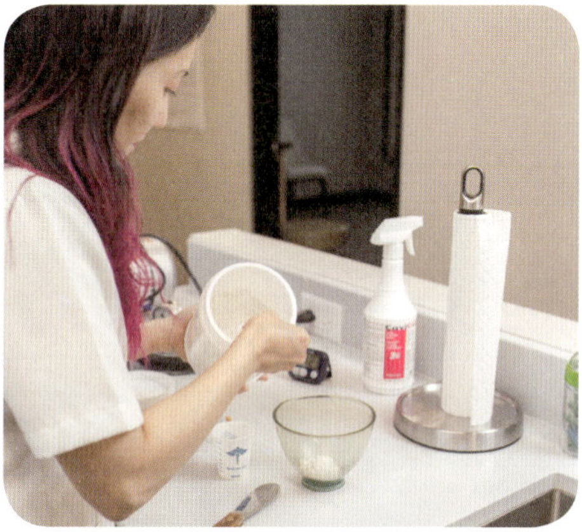

- 調配海藻膠，海藻膠原料為粉狀的固體，加水調成稠狀。

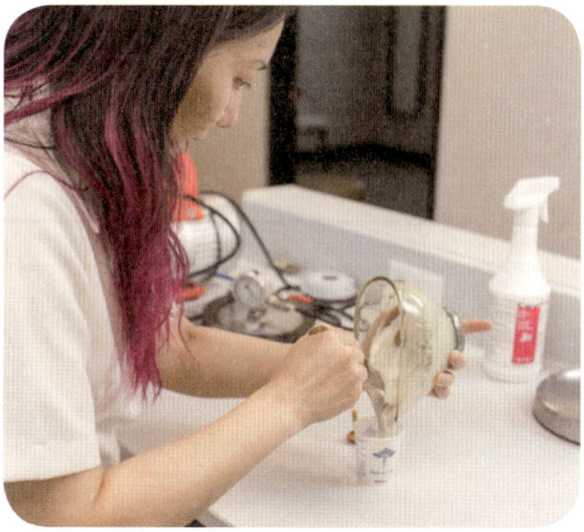

- 將調好的海藻膠倒入一個紙杯中。

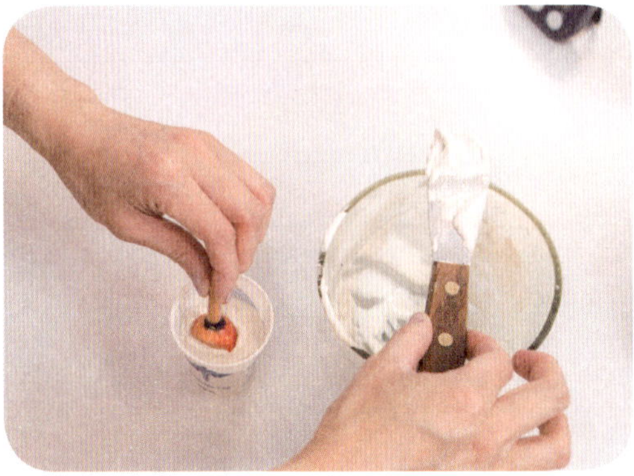

- 以眼腔模型為體，再用海藻膠包住它，拓印出眼腔模型的空間。

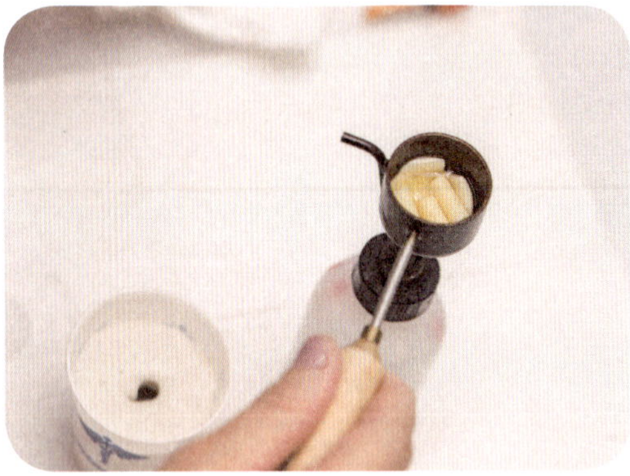

- 將固態的石蠟加熱，溶為液體。

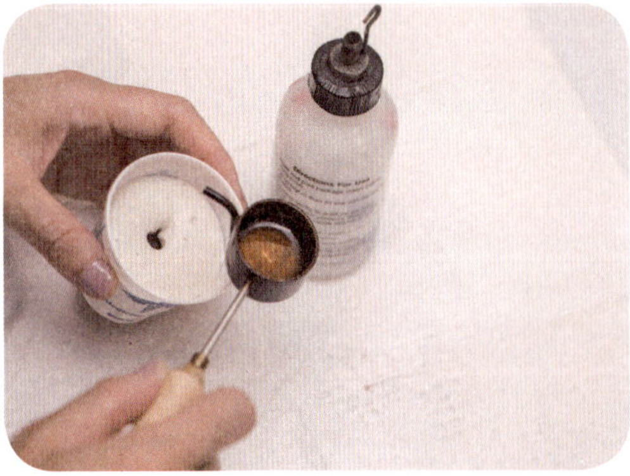

- 利用眼腔模型的空間灌進石蠟，做成一個很容易修改的蠟質眼體。

第二次門診

為病人試戴眼體

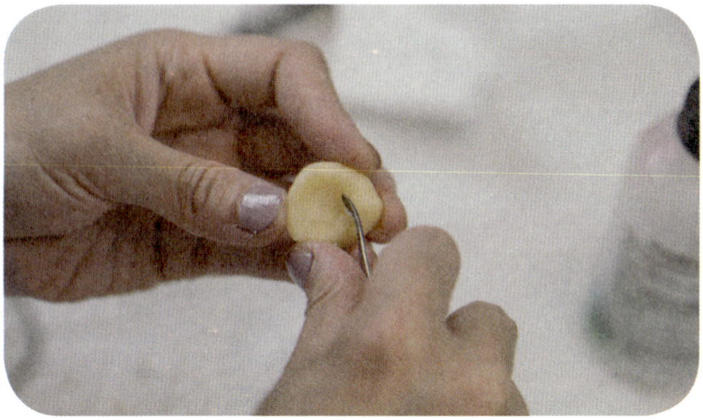

- 取出蠟體後，蠟體因為易於刮切，很容易修改，所有細節，都要在石蠟眼體修正時，調整到精準完美。

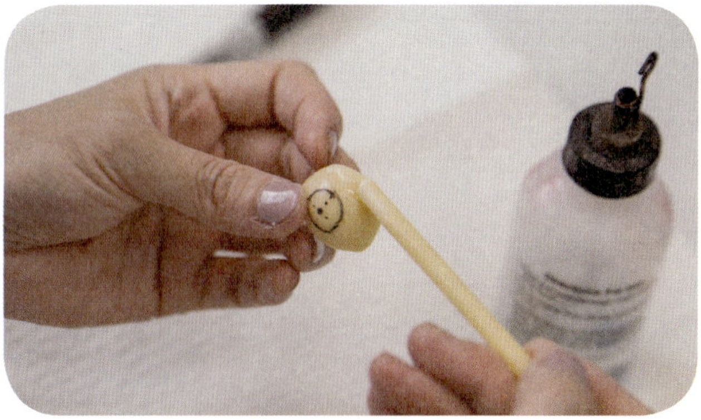

- 修改石蠟眼體。第二次門診時，要做一個石蠟眼體給病人試戴，以調整它的厚度、角度、虹膜直徑、目光焦點、以及跟上下眼皮之間的開合，確保將來義眼的舒適度與真實度。這個試戴眼體通常以石蠟做成，但也可以用壓克力製作。

第二次門診～第三次門診間

在工作室必須完成的工作如下

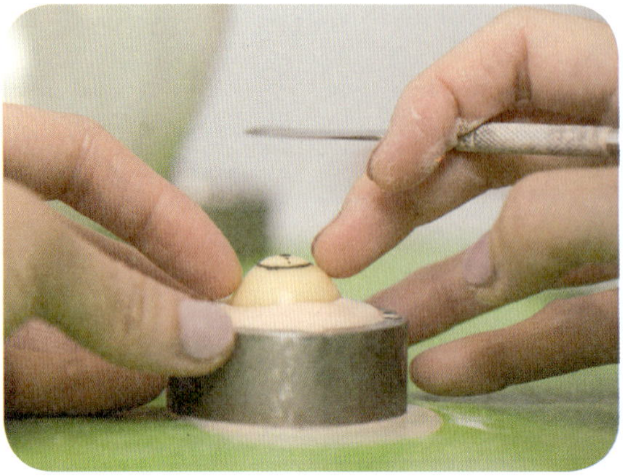

• 將修正後的蠟體，再以石灰糊包裹住它，做一個石膏模，以拓出這個蠟體的空間。得到空間後，我便可以擺進帶著小把手的虹膜鈕（Iris button），填入壓克力糊。

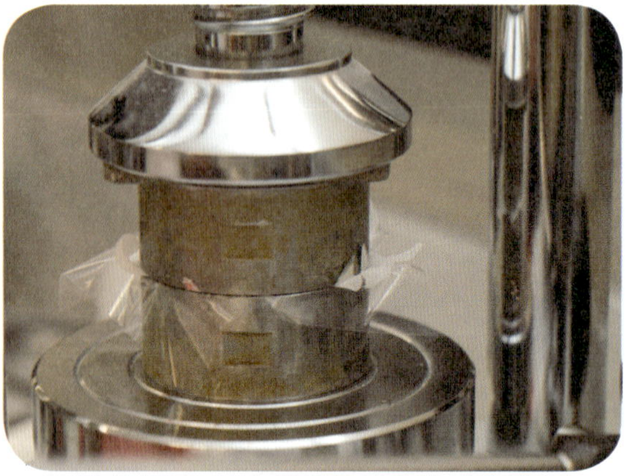

• 將虹膜鈕，填入壓克力後，加壓。

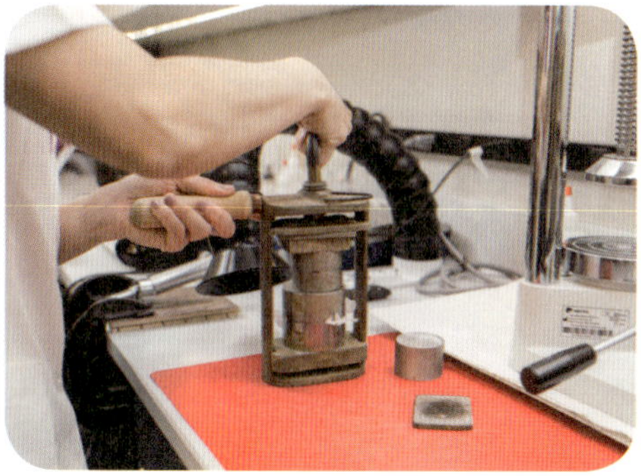

- 以儀器鎖緊。

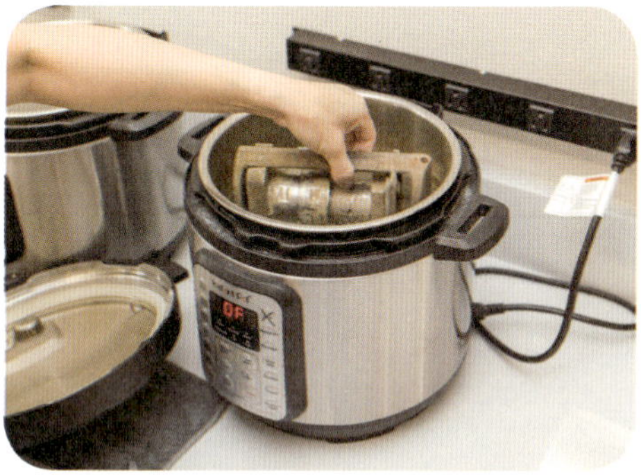

- 再放到水中均勻加熱，就能製成一顆壓克力義眼的粗胚。

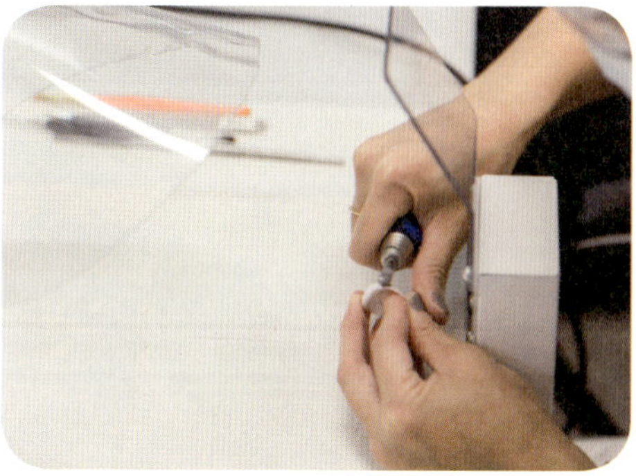

- 取出粗胚，冷卻後，必須先切割及磨掉一點壓克力表層，得到一個虹膜平面，來為病人畫眼睛。

第三次門診

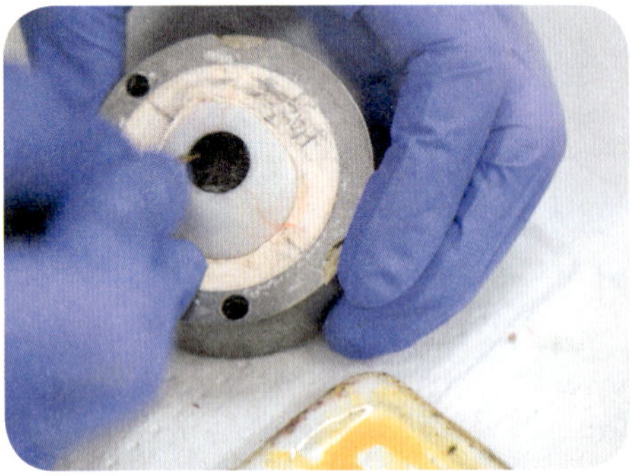

- 虹膜平面磨平後，就像得到一張畫布，我將在這個虹膜小平面，為病人畫眼睛。我用極少量的油畫顏料加入未固化的液體壓克力中，搶在顏料乾燥前，調色，並且將每一層都畫得完整。

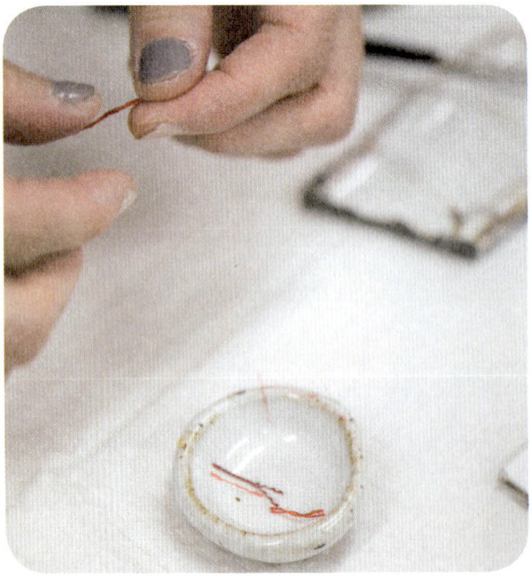

- 我為眼白做的血絲，不用畫的，而是以剪斷並撕開的棉線黏上去的。

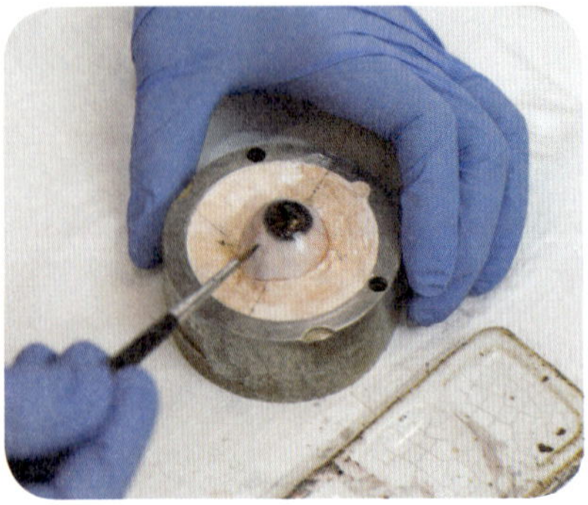

- 眼睛小小一顆，可是細節極多，虹膜本身、虹膜邊緣、瞳孔、眼白，畫一只眼睛大約要一到一個半小時。

第三次門診～第四次門診間

在工作室必須完成的工作如下

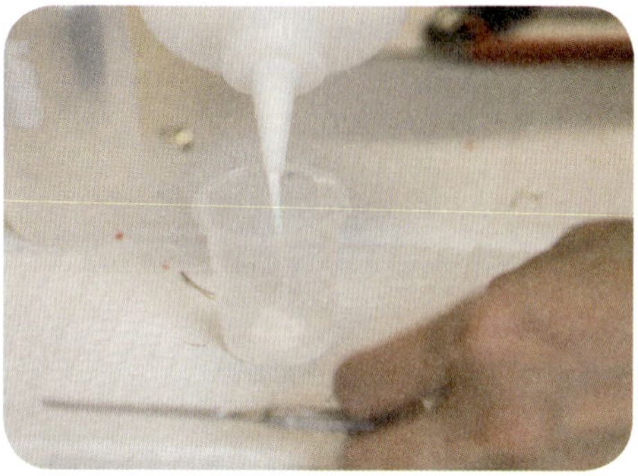

- 眼睛畫好後，重新調配壓克力原料，壓克力原料有液態和粉狀固態兩部分，兩者混合經化學反應，我們再將它加熱緊壓，壓克力高分子化後，會呈透明塊狀。

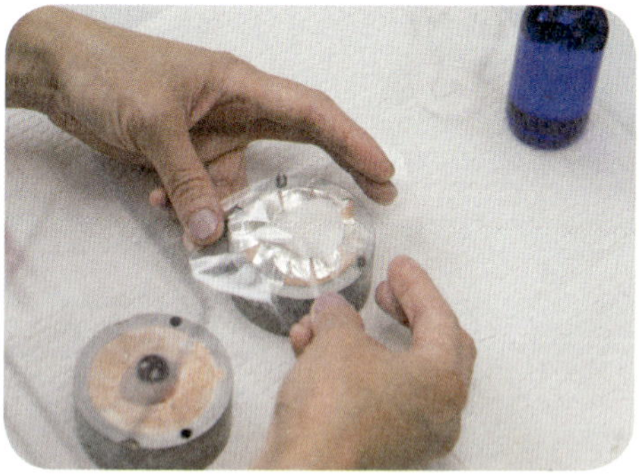

- 將透明壓克力，放在畫好的眼睛上吻合對好固定。

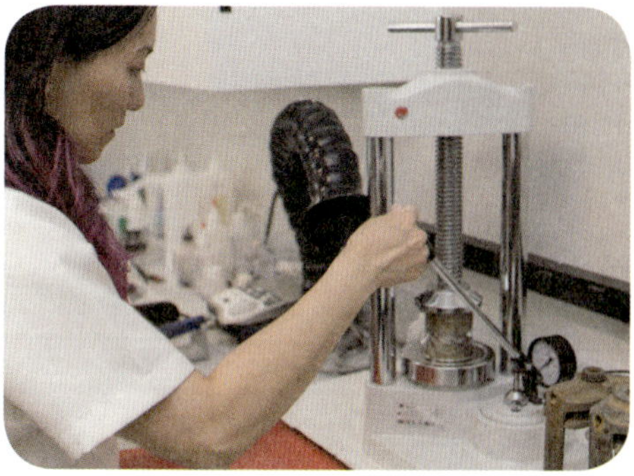

- 之後，再以儀器鎖緊後加壓，放到水中均勻加熱，就能製成一顆粗胚義眼。粗胚義眼再打磨、拋光後，才是病人需要的義眼。

第四次門診

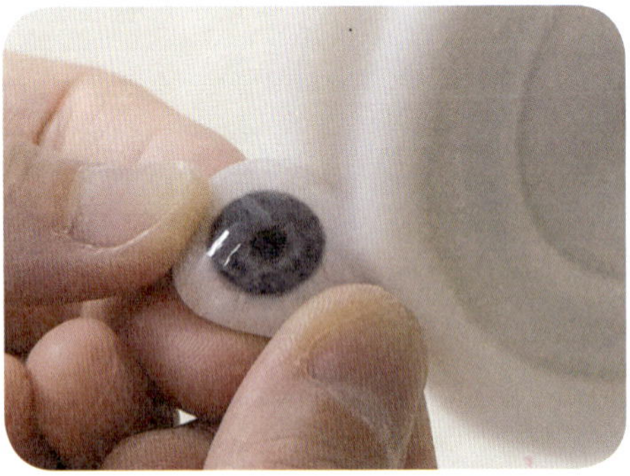

- 將做好的義眼交給客人。

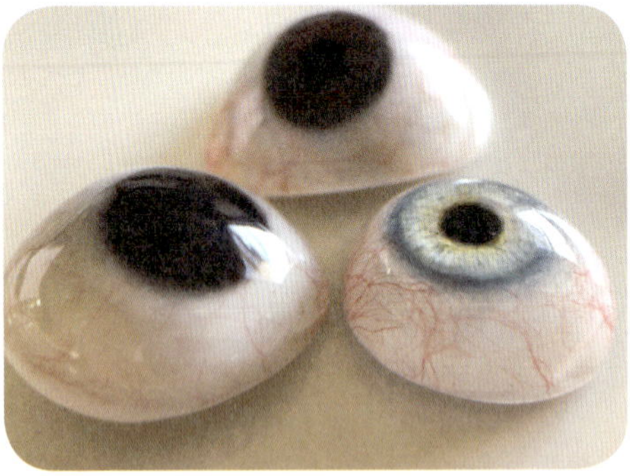

- 粗胚義眼再經打磨，以及拋光後，才是病人需要的義眼。教導客人如何戴脫義眼，以及之後的洗滌保養。

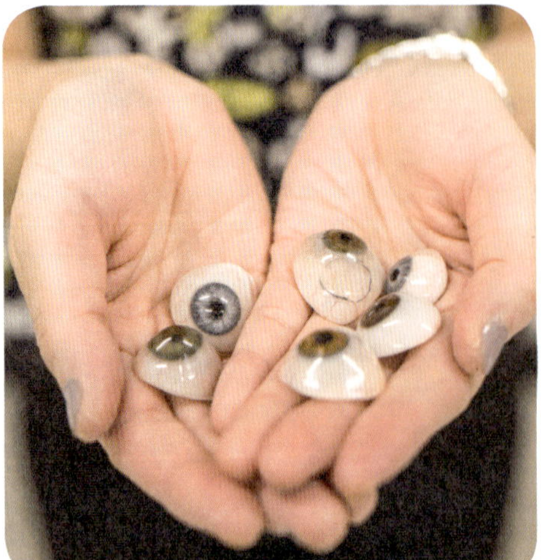

- 假如義眼有小瑕疵，我也會當場修改。

PART 2

再看我義眼

那一扇關閉又重啟的

靈魂之窗

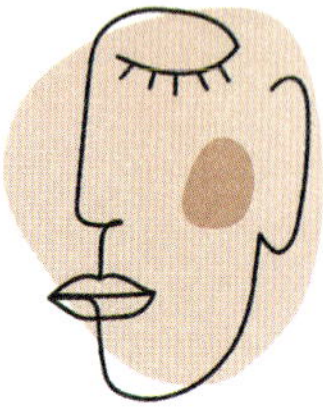

04 二號診間的病人

先天性小眼球症[1]＋潛水夫症（decompression sickness）＋邦納症視幻覺（Charles Bonnet Syndrome）

「若能選擇，你會選擇溺死，還是冒著終身殘障的可能性活著？」

那是個很平常的一天，在我還在當學徒時。淺色的診間，若有似無的背景音樂，病患一個接一個，沒有人遲到、沒有小插曲拖延時間。下班前，老闆艾瑞克看我也服務完最後一位病人了，忽然就問了我上面那句話。

「什麼？」沒有前提，沒有搭配解釋，我搞不清楚艾瑞克的問題。

「下次妳應該跟剛剛二號診間那位病患聊聊。」我望向門外，一部復康巴士停在我們診所外，病人坐在輪椅上，等著服務人員幫他固定在車上。「他選擇了生命，現在腰部以下都癱瘓了。」

「他也是這樣失去一顆眼睛的嗎？」我問。

「事實上，他是雙眼全盲的，一次先天，一次意外。」

人只有兩只眼睛，通常失去一只眼睛已經夠不幸運了，他卻是先天和後天的疾病都出在眼睛上。

「如果是我，」艾瑞克回答著自己提出來的問題：「還年輕的話，應該也會選擇活下去才是，活著，就有希望。但如果年紀大到一個程度了，我可能就選擇在自己熱愛的活動中死去吧。」

倘若是我，會怎樣選擇？我沒想過，於是在他下次回診時，我詢問這位二號診間的病人可否跟他聊聊。他很乾脆地答應了，還說非常高興有人願意聽他說說話，只要求我沖一杯好咖啡等他。一杯咖啡換得一個生命故事，他真是太慷慨了。

二號診間的這位患者叫做麥可，出生時便患有先天性小眼（球）症。先天性小眼症，簡單解釋就是嬰兒出生時，單眼或雙眼的眼球發育不良，體積過小；有些小眼仍保有些許視力，但也有完全沒有視力的。另有一種先天性無眼症[2]，就是單眼或雙眼缺乏

註

1 先天性小眼球症：congenital microphthalmia，也稱先天性小眼症。

2 先天性無眼球症：congenital anophthalmia，也稱先天性無眼症。

眼球，因此完全沒有視力。

羅患先天性小眼症的比例，大約是每十萬個新生兒中有十四人；而羅患先天性無眼症的，則大約每十萬人中有三個人。得此症的原因可能與基因變異、染色體異常、環境因素、母親懷孕期所使用的藥物有關，當然也有許多是原因不明。有些孩子單純只是眼睛的長成受到影響，但有些則是身體許多部位均發育不全。因此，治療的方法依照每個孩子的情況而有所不同。

麥可天生患有的，是單眼無視力的小眼症，其餘身體部位無缺陷，在不幸中，也算大幸。醫師為他所做的治療，並非針對視力，因為那部分是無法挽救的。在他的病例中，所有手術以及配戴義眼的目的，都在於讓他明顯有太小眼球的左邊眼眶、臉部，能夠隨著年齡的增長而與右臉對稱成長。現在看著他的臉，他當初的醫師和義眼師，的確完美地執行了任務。

雖然只剩一只眼睛，但一點都沒影響到他日後的生活，可能因為出生懂事以來就只有一眼的視力，他對環境適應得很好，打網球、開車、騎重機、細膩的ＤＩＹ，樣樣難不倒他。麥可從小喜歡大海，從玩水、海泳，一直到衝浪、風帆。大學時，他還去學習了自由潛水和水肺潛水。在海裡，他如魚得水，自由自在，一個眼睛看到的風景同樣美麗。

大學畢業後，他當過救生員、體能訓練師、游泳教練。這期間他邊工作、邊上課，花了幾年時間，受訓、考照，由最基本的潛水執照，成了潛水教練，到成為深海潛水員。深海潛水員的收入不錯，又是他的嗜好，他就一邊教潛水，一邊接案子潛入深海執行任務。

少了一只眼睛，不曾妨礙到他的潛水工作，就這樣來到了五十歲，麥可以為自己會一輩子與海為伍。沒想到，意外找上了他。

那是個星期二，麥可這天不教課，而是接受委託到深海工作。機構的一艘船將他帶到大海中，他便很自然地跳下水。那天他潛水的深度大約在七十公尺，工作了一陣子後，他忽然察覺呼吸不到罩裡的氧氣，才驚覺發現身上的氧氣管被深海中粗糙的異物割斷了。

他，是十分資深的潛水員，以目前的深度，他至少應該要花四分鐘，最好是八分鐘，來慢慢浮到海面。可是，他沒有四分鐘。他肺裡已經沒有氧氣了，他只能在溺死或者罹患減壓病兩者中擇其一。而那剎那，他選擇了保命，急速地讓自己回到海面。

減壓病，就是俗稱的潛水夫症。一般潛水用的氧氣瓶，裡面氮氣和氧氣的比例約略是四比一。一個人帶著氧氣瓶潛水時，會因為壓力越來越大而讓身體溶入很多無用的氮氣。這些氮氣，必須藉由緩緩地上升、壓力慢慢降低而一步步排出體外。但當一個人急速上升，體內的氮氣會來不及排除，因而變成氣泡卡在皮膚上、血管裡、關節中和任何可能的部位，輕者可能皮膚痠麻、頭暈，重者則可能阻塞血管、身體缺氧，造成癱瘓、昏迷等。

麥可，因為從深海中快速回到水上，他人露出海面時，全身已經因為充滿氮氣泡而癱瘓昏迷了。船上的同伴緊急將他拉上船，送回岸邊後以救護車衝往醫院。經過了十四小時的高壓氧治療後，他只有腳上的大拇趾能動。接下來七天，醫師仍每隔一天就給他十二小時的氧氣治療。從腳趾找回知覺開始，接著，腳能動了。他拄著兩支拐杖重新學步，努力移動雙腳，一步、十步到一哩、兩哩，不斷撐下去後，他能走了。

經歷如此嚴重的潛水夫症，麥可不得不離開最愛的海水，到朋友的潛水商店去當店員兼顧問。雖然不再能潛進大海裡，但他依然能在自己熱愛的行業裡服務，生活漸漸又上軌道。

誰知，災難並沒結束。大約一年後，麥可發現自己正在失去右眼的視力，醫師並不確定這是否仍與潛水壓力的驟減有關。還好在他右眼幾乎失明前，一位眼科醫師為他做了角膜以及引流管的移植，讓他恢復了清晰的視力。第一次這樣的移植手術，為他換得了九年的視力；第二次再做，撐了大約五年；沒想到第三次再換，幾乎是不到一年眼睛就敗壞了。於是，他成了雙目失明的人。

出乎意料的是，隨著視力的惡化，他同時失去的，是運動肌肉知覺。一般的視障者，行動並不受視覺影響，即使雙目失明，也不影響走路的能力。但麥可不同，看不見後，他也跟著感覺不到自己膝蓋和雙腳的動作，這使他不知如何走路。以前的麥可是名典型的視覺型學習者，失明後，因為看不見，他竟然想像不出來一個單字的形狀及拼法，結果是要記事情變得困難重重。更糟糕的是，他身上的疼痛還一天天加劇。這一切病痛是不是源於十幾年前的那次潛水意外，沒有人有肯定的答案。最終，麥可腰部以下還能做出來的動作，只剩轉身。

而更雪上加霜的是，他還出現了邦納症視幻覺。

邦納症視幻覺是少數病人因為眼球或視神經受傷而失去視力時，產生的一種鮮明而複雜的幻覺。目前醫學界對此疾病認識有限，認為可能是病患在視神經受損後，大腦自動利用儲存在腦裡的畫面，過度填補了空白點。也因此明明是心智正常的人，卻會不時「看」到不存在的東西，可能是線條、彈珠、圖騰之類的，或是鳥、建築物、車輛、男人、女人等等。但也有人會看到怪異的影像，像恐怖的臉孔、詭異的小人、不屬於這時代的事物，甚至許多令病患懷疑自己精神有毛病的物體。這些影像總是出其不意說來就來，無法預防或避免，若是

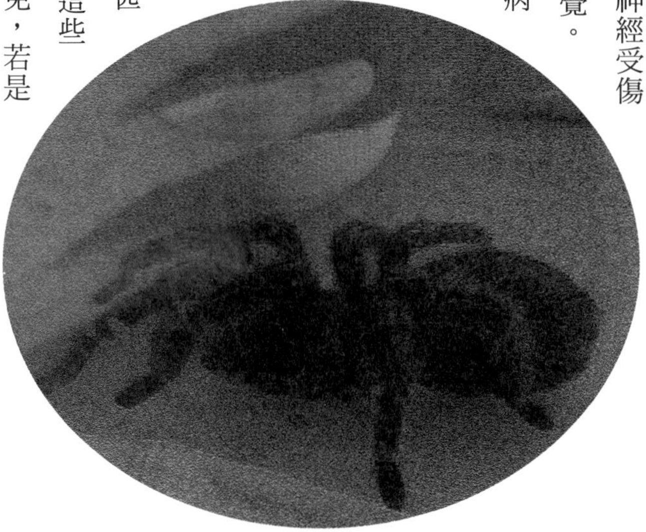

過分可怕的物像，更幾乎會令人精神崩潰。有些病患不知道有「邦納症視幻覺」這個疾病，不敢跟外人提起自己「看到」的東西，怕除了「視障」，還被冠上「精神病」的頭銜。許多人即使知道了這個疾病，也只敢跟醫師或是真正了解這種幻覺的人討論自己「看」到的東西。大多是默默承受這樣的恐懼和打擊。

失去視力、失去運動肌肉知覺、失去想像文字的能力，再加上邦納症視幻覺的折磨，麥可的生活受到了相當大的限制。只能靠著一張輪椅，活動在小小的範圍裡。

聽了他的故事，我依舊不知道如果是我遇到了這種情況，我要選擇當場死掉，還是這樣活下去？也許因為麥可的遭遇，是一樣樣慢慢疊加來的，讓他有時間去調適自己的接受度。他用一只眼睛過了五十幾年。被從海裡拉上來後，透過治療和復健，他曾恢復自由行動。他第二只眼睛從惡化、換角膜到真正看不見，大約有十五年的時間。只是誰會想到因為失去視力，會再度讓他失去行動力呢？麥可一步步地接受生命給他的磨難，至今樂觀獨立生活著，真是位勇敢的鬥士。

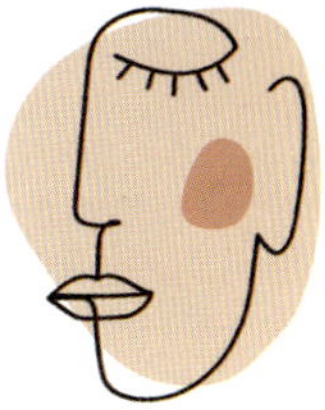

05 會做診斷的照片

視網膜母細胞瘤（retinoblastoma）

第一次見到艾玫莉，是在近兩年前她三歲多時。那天媽媽依蓮牽著她短短的小手走進我診所，她頭上戴著粉紅色包頭圓帽，搭配著連身小洋裝，像極了三麗鷗的雙子星，一對小時候經常出現在媽媽買給我的鉛筆盒或是水壺上的娃娃。她的左眼貼著紗布，但用她圓滾滾的右眼盯著我，似乎是對穿著白袍的陌生人帶些警覺心。從她有點過於蒼白的臉色看得出來，她還沒完全從治療中恢復過來。

在和依蓮的通話裡，我已經知道她是個視網膜母細胞瘤的受害者，左眼在一個月前被移除，置入了具有幫忙撐住眼窩作用的義眼球（implant，也有翻譯為義眼台），組織已經癒合，醫師介紹媽媽帶她來配義眼。雖然整件事情發生到那時已半年多了，電話中媽媽的聲音依舊哽咽，充滿濃濃不捨。

依蓮說，一切的噩夢，都是從一張照片開始的。她當然知道這樣講是不公平的，理性說來，那張會做診斷的照片，事實上是挽救了艾玫莉一命。只是，她還是告訴我，他們原本快樂無憂的日子，都在那張照片之後結束了，換來的，是一場天翻地覆的夢魘。

那時艾玫莉大約兩歲多，依蓮為了重回職場，和先生商量，將艾玫莉送到托兒所。半年過去，活潑的艾玫莉適應得很好，她的工作也進入了駕輕就熟的階段。聖誕節前，托兒所舉辦晚會，依蓮和先生開開心心去參加，在活動結束前，一位家長為幾個孩子在教室裡留下了那張合照。

依蓮收到那位家長送來的照片，並沒細看，耶誕節就要到了，她得抓緊時間去採購禮物。沒想到過了約一週後，照片中一名孩子的媽媽打來電話，她自我介紹是位家醫科醫師，平日大家都忙，依蓮和她並不熟。在一陣電話寒暄後，醫師媽媽說：「是這樣的，我正在看那些照片。我注意到，有張是三個小朋友和老師的合照，艾玫莉站在正中央的那張。在閃光燈下，艾玫莉的雙眼，有一眼是紅的，但另一眼卻是白的。聖誕節放假多天，我最近沒機會看到艾玫莉本人，怕耽誤了。我覺得那有可能是某種眼睛的疾病，當然希望不是，但為保險起見，仍想建議妳趕緊帶她去看眼科醫師。」

這位媽媽欲言又止，似乎覺得那是個很大的問題，還推薦了醫院的眼科醫師給她。依蓮將照片從手機叫出來和先生拉近了看，兩人都覺得，那不就是個教室日光燈的反光白點嗎？他們仔細看了艾玟莉的眼睛，問她有沒痛？有沒不舒服？艾玟莉總是笑瞇瞇地說沒有。她眼睛真的有問題嗎？還是那位醫師媽媽太敏感？

當然，依蓮還是聽從醫師媽媽的建議，在假期過後聯絡了醫師。只是受限於保險制度，依蓮不能直接約眼科醫師，只能先聯絡自己的小兒科醫師。誰知小兒科醫師聖誕節休了一個月假，約診人員問她要不要先給代理醫師看。但她覺得和原來醫師很熟，加上艾玟莉也沒有任何不對勁的表現，聖誕假期時每天歡歡喜喜地到公園溜滑梯、吊單桿，看電視也不像有問題的樣子，依蓮便選擇了等待自己的小兒科醫師回來。

依蓮永遠記得二月初見到醫師的那天。之前她一直沒太掛心這件事，走進診所時仍和平日帶艾玟莉去打預防針、做定期健檢一樣地一派輕鬆。沒想到小兒科醫師聽完她的描述簡單做了檢查後，馬上開了轉診單，安排艾玟莉去看專門的眼科醫師。隔天，她和先生就牽著艾玟莉走進了大醫院。醫師為艾玟莉點了麻醉眼液放鬆她的瞳孔後，做了眼底鏡與影像檢查，確認了她的視網膜上長的是俗稱眼癌的視網膜母細胞瘤。

眼癌！視網膜母細胞瘤！對於對這疾病一無所知、毫無心理準備的依蓮和先生而言，簡直就是晴天霹靂的宣判！

視網膜母細胞瘤發生的原因是孩子在胚胎發展時期產生了基因突變，慢慢在視網膜上長成了瘤。大約每一萬五千到兩萬名新生兒裡，會有一個患者，種族、性別在得病的比率上並沒差別。有的突變是來自家族的遺傳，這樣的孩子，通常會較早被注意診斷出來。但在艾玫莉的家族，並沒有人罹患過這個疾病，因此依蓮和先生也從沒聽過這名詞。他們不斷自責，沒有在醫師家長提醒的第一時間就帶艾玫莉去檢查，延誤了一個月的時間。

接下來，眼科、兒童血液腫瘤科、放射腫瘤科、腦神經科，以及麻醉等多科醫師攜手合作艾玫莉的病例，之後他們就在一個個的檢驗中度過。那真是一段昏天暗地的日子，依蓮辭掉工作，帶著艾玫莉做超音波、打靜脈染劑、眼底照相、核磁共振等等，因為孩子還小，許多檢查需要到開刀房在麻醉藥的鎮靜下進行，都使身為父母的他們十分心疼與擔心。醫師解釋這一切都是為了得到腫瘤完整而詳細的尺寸和分布位置，以設計一個最恰當合適的治療。

視網膜母細胞瘤，依照發現時的狀態和孩子的年齡，可施以放射線治療（已逐漸少用）、質子放射治療、化學治療、雷射光凝固治療、冷凍治療、眼動脈化療藥物注射，和摘除眼球等不同醫療方式，或是結合某幾種療法。治療的宗旨，當然是以保生命、保視力、保眼球為順序。這對年輕爸媽懷抱希望，積極配合醫護人員提出的大小檢驗與治療，共同努力。失望的是幾個月過去，艾玫莉的腫瘤仍持續頑強地損壞了她的視神經，而且仍有處於活性期的腫瘤痕跡。最終，為了保住她的生命，避免癌細胞轉移到右眼和全身，醫師還是不得不選擇最令父母心痛的方法，摘除了艾玫莉的左眼。

摘除眼球的手術，依每位病人的嚴重性，有不同的摘除法，請參閱第九十頁「修復師小教室」的解釋。艾玫莉的狀況，需要施行眼球摘除術，就是將包裹著眼癌的眼球摘除掉。即使是摘除掉眼球，這手術對視網膜母細胞瘤患者而言，並非就此一勞永逸。醫院與眼科醫師、小兒腫瘤醫師為艾玫莉安排了後續完整的療程，並嚴格執行回診追蹤，以監測她的另一眼視力，以及腫瘤是否有復發的跡象。

視網膜母細胞瘤若能早期發現，病人存活率是可期待的。得過此疾病最著名的人物，就是以電視影集《神探可倫坡》（Columbo）走紅的彼得·福克（Peter Falk）。彼得·福克三歲時媽媽將他送到托兒所，一天，警覺的老師打來電話，跟媽媽說彼得看東西時，頭總是會怪怪的歪著，建議媽媽帶他去找醫師。媽媽在一天內帶他連看三位眼科醫師，結論都一樣，孩子得了視網膜母細胞瘤。兩天後，他的右眼便被摘除了，之後終身都戴著義眼，從早期的玻璃眼戴到後來的壓克力義眼，他化缺失為優勢，眨單眼的動作，成了他演戲時的註冊商標。失去一眼沒讓他氣餒，反而激勵他去接受更多挑戰，他打過棒球、籃球，開過畫展，並參加百老匯舞台劇的演出，一輩子健康快樂地活到接近八十四歲。由他主演的《神探可倫坡》還為他贏得了四座艾美獎，以及一座金球獎。

依蓮第一次帶艾玫莉來找我時，大約是手術後的一個多月，艾玫莉的左眼在摘除的同時，已植入了義眼球，傷口也恢復得很好。義眼球，又稱義眼台，它的歷史，最早可追溯到一八八四年，由英國 Mules 醫師為摘除眼球的病人在眼窩裡放入玻璃球，用意是避免眼窩塌陷。在這一百四十年裡，義眼球的材質由當初的玻璃、金、銀，到矽膠、天然珊瑚，演變到目前最新的人工珊瑚（hydroxyapatite）、壓克力、多孔性聚乙烯（MEDPOR，全名是 microporous high-density polyethylene implant）和氧化鋁（aluminum oxide）。一九八〇到二〇〇〇年左右，在美國，天然珊瑚製成的義眼球使用得最多。但因成本高，又有破壞生態的疑慮，之後便以人工合成的珊瑚球來代替。不過珊瑚球因為表面粗糙，直接接觸結膜的話，容易受傷或感染，所以必須在表面再包裹一層物質，這物質可以是來自人體的組織，譬如是摘除眼球時取下來的鞏膜，自己的或捐贈的，都可以；或者病人身上的黏膜；當然也有一些人工合成的包裹物質可以提供。

人工合成的珊瑚義眼球外，壓克力、多孔性聚乙烯和氧化鋁也是常見的材料。這些材質各有優點，譬如，價格相對便宜、堅固、容易塑型或者彈性佳，而氧化鋁則是生物相容性高，導致發炎的機率便相對地低。

由於艾玟莉那時還不到四歲，還在快速長大，對於自己的外表，也不太自覺，考量到金錢因素，和依蓮討論後，她決定請我先幫艾玟莉做眼腔保護片（眼腔保護片的種類請參看九十一頁）。小兒眼腔保護片功能和義眼一樣，因為製作流程少了一些步驟，價錢也較為低廉，通常父母會等孩子大一點時，再為他們訂做真正的義眼。

因為眼皮等外貌都沒變，要幫艾玟莉製作保護片並不困難，比較傷腦筋的，是她還是一個不到四歲的孩子。對於印模，有的幼兒會害怕掙扎，有的反應則還好。事實上在依蓮第一次打電話給我時，她就提到經過那麼多次的眼睛檢查和治療，艾玫莉對要碰她眼睛的人，已產生一定的戒心，所以她第一個門診，只想帶孩子來看看我，而不做任何治療程序，試一試孩子是否信任我。

我天性不是很會逗小孩，但感謝實習時的師父艾瑞克，他有三個孩子，傳授給我非常珍貴的經驗。他曾說，為孩子印模，除了孩子本身，父母是否準備好了甚至更為重要。只有在父母完全相信、安心了，他們才能真正安撫孩子，將安全感轉給孩子。因此第一次見面時，大家都沒有壓力，我們聊天、讓艾玫莉在可能用到的診間自由瀏覽，我拿了取出義眼的小吸棒給她看看，用這小工具碰碰她眉毛、眼皮，讓她感覺這些東西並不會弄痛她；在她放心後，我也輕輕用指頭觸碰她額頭、臉頰、眼皮，她接受了我的指頭也是無傷的東西。

為孩子灌模，我會讓他們坐在爸媽懷裡，請爸媽將孩子雙手固定在頭的上方，讓頭部保持不動，也讓他們的雙手遠離正在執行的灌模。我的動作必須十分快速，倘若在之前檢查時，就已經見識過孩子的激動反應，那麼我也

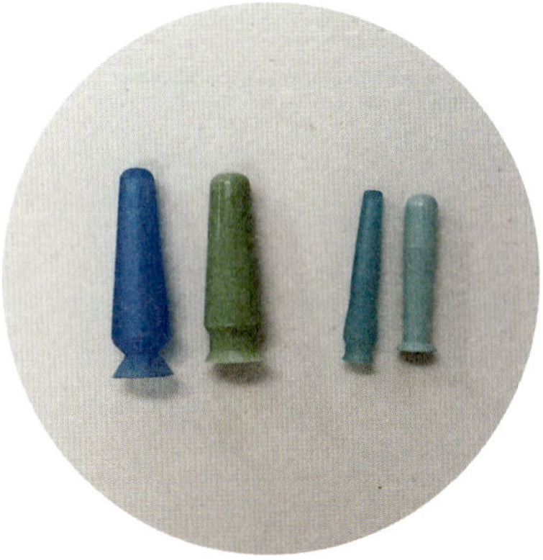

能輔助取出義眼的小吸棒

很可能跳過灌模這程序，直接找一顆尺寸、形狀大約正確的先製保護片，再將形狀修正到符合孩子的眼窩。

但艾玫莉還小，所以在真正印模那天，我讓她躺在媽媽腿上，先為她滴了點麻藥，然後逗她玩一樣地，將印模托放進她眼腔裡、拿出來，放進去又拿出來，這都不會痛，她似乎安心了點。再來依蓮和我告訴她，等一下要放進去的東西會涼涼的，有點怪怪的，但一樣不會痛，不要用手去碰，也不要動眼睛，一下子就好了。

矽膠灌進去時，艾玫莉還是哭了，我問她：妳會唱小星星嗎？依蓮馬上唱了起來：「一閃一閃亮晶晶……」艾玫莉停頓下來，慢慢跟著媽媽唱。眼睛模只要一分鐘就可以拿出來了，但對我而言真是度秒如分啊！

即使孩子沒太激烈反應，他們總會不自覺地緊繃、瞇眼睛，多少還是會影響到印出來的模。因此，修改，在孩子的案例中，是很必要的工作。我得靠觀察他們的眼窩、印模時的觸感、印出來的眼模，以及試戴時的狀況，憑經驗來修改出舒適的保護片或義眼。這是一個經驗越多，就能做得越好的工作。

之後兩年，依蓮每幾個月就會帶艾玫莉來調整或者更換眼腔保護片，以確認隨著艾玫莉的長大，這個保護片仍然維持它該有的功能。脫離了後續療程的艾玫莉，生活逐漸正常，身體慢慢茁壯，小臉蛋恢復了蘋果紅，對我也不再心存戒心。

直到五歲多艾玫莉要上小學前（美國的小學從五歲開始，先是一年的幼兒班，再進

這是一個小孩成長過程中，
使用過的兩個眼腔保護片（conformer），孩子在成長過程中，
隨著年紀增長，眼眶的形狀改變，
也要不斷地更換更大的眼腔保護片。

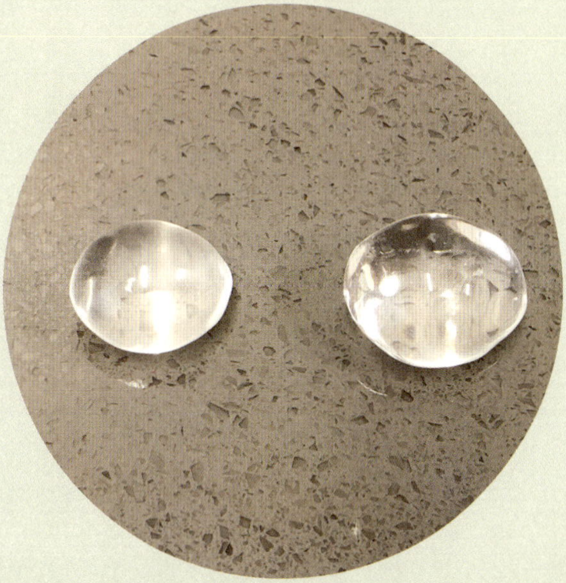

眼腔保護片只是一個透明的壓克力片放進病人的眼腔內，比較著重在它的功能性。小兒眼腔保護片，大都是給天生小眼症或無眼症的小孩使用。然而許多人是因為手術開刀拿掉眼睛而失明，手術時，外科醫師已經在眼睛內裝有義眼球，使用眼腔保護片的用意又不同。

入一年級），考慮到艾玫莉已經對自己的外觀有一定的敏感度，也不希望因為保護片而讓同學覺得她不太一樣，依蓮這時候要求我幫艾玫莉製作真正的義眼了。

幫幼兒畫眼睛是個挑戰，不太容易讓小小孩睜大眼睛乖乖坐著太久，我一般會在診所義眼的現貨中，挑選出顏色最相近的成品，加上我個人的註解，再以手機照來當作參考，這樣也能在孩子缺席的情況下，畫出好義眼。有時小病人眼睛顏色比較複雜，我會在他們來到之前就先畫好部分，以縮減孩子在診所的時間。我為艾玫莉畫眼睛時，依蓮想盡辦法要讓女兒坐得住，她帶了許多繪本及故事書來唸給她聽，有時也會用平板開影片放在稍遠的地方讓她看，以換得孩子抬起頭睜著眼睛乖乖坐著的時間。

為艾玫莉裝上義眼時，依蓮激動得流下眼淚，經過了兩年多的奮戰，終於又還給艾玫莉生病前的容貌了。因為艾玫莉才五歲，以後她每三到六個月就必須回來檢查，在需要時調整義眼。一顆畫好的義眼，在我診所，可以至少做兩、三次的放大而不必每次重做。當然若眼眶改變太大，便得更換一顆新義眼，以配合另一眼的成長與改變。

活潑的艾玫莉望著鏡子，盯著自己的新眼睛，笑開了。她失去了一只眼睛，但保住了性命。也許她現在還不懂這兩者的關係，但以後她會明白，這是醫師、父母能做的最好選擇。一個人少了一只眼睛後，會失去一些距離感、平衡感以及對深度的敏銳度，會有許多需要適應學習的地方。譬如，精巧細緻的修理工作會具有挑戰，像將迷你螺絲起子精準放到螺絲帽上；或是要將液體倒入小口瓶裡也不再容易。開車可能困難許多，因為無法正確判斷旁邊的車離自己多遠；剛開始走路也會經常撞到東西，因為少了一顆眼睛，視線不再那麼寬廣。當然有些情況可以靠著重新體會、再度學習來克服。但也有些是身體上的限制，只能借助手、腳或其它工具來幫忙。不過從三歲至今，艾玫莉看來已經適應、學習得很不錯了。所以，希望在我為艾玫莉做了一只最逼真的眼睛後，她不會被「另眼對待」，能以健康的態度，來面對命運給她的挑戰。

眼球摘除手術有哪幾種方式？

眼球的摘除手術，視情況分為三種方式。

一、**眼內容物剜除術**（evisceration）：這是保留眼球外圍物如角膜、鞏膜和眼外肌，只將內容物如水晶體、玻璃體等取出。讀者可以想像眼球是一顆葡萄，這方法是保留了整張葡萄皮，只將葡萄肉取出。

二、**眼球摘除術**（enucleation）：此方法與眼內容剜除術的不同在於，這必須切斷視神經和六條眼外肌，而將整顆眼球摘除。以上面的想像法，便是拿掉整顆葡萄，包括皮與肉。但是被切斷的眼外肌，會被縫合到義眼球（台）上，這樣義眼球就能跟著移動，以帶動義眼的轉動。

三、**眼窩切除手術**（exenteration）：這是指移除眼窩的內容物，包括眼球、眼球周邊的脂肪組織、眼肌，甚至是眼瞼或周邊皮膚。

眼腔保護片（conformer）

眼腔保護片，和義眼一樣，也是壓克力材質。依照所需又分為：

一、術後眼腔保護片：這作用的保護片有兩型。

1．在術後立即由醫師放入的制式保護片，以防止眼窩及眼皮的後縮。有的保護片上面有小孔洞，方便點入眼藥水，以及淚水或分泌物的排出。放入保護片可以維持眼窩的空間，還能在術後防止球結膜和瞼結膜的沾粘，對於日後製作以及配戴義眼有相當大的幫助。

2．在術後約四到六週眼窩癒合後，由義眼師量「窩」訂做的保護片。由於是印模照著眼窩形狀做出來的保護片，所以比外科醫師置入的保護片合眼、舒服，對眼窩的支撐功能也更強。對於第一次經歷手術尚未戴過義眼的病患，我通常會先為他們製作這種保護片，因為病人的眼窩在第一次配戴過程時仍會產生變化，我藉由保護片來觀察他們眼窩的改變並做調整，這樣非常有助於將來真正義眼的製作。

二、壓縮眼腔保護片：這種保護片藉由外力將保護片緊緊壓住，目的是擴大眼窩或者結膜上穹及下穹的空間，並非所有摘除眼球的病人都需要使用。但需要的人，有可能要在更換幾次不同尺寸的保護片後，才能達到希望得到的空間。

什麼情況下病人會需要壓縮眼腔保護片呢？通常是因為他們的眼腔在不斷地收縮，這可能是眼腔沒有得到應有的支撐，或者結疤組織仍在增生所造成，譬如摘除眼球後長時間沒有配戴義眼的患者便可能會有這種現象產生，嚴重時空間甚至會縮小到無法再容納義眼。

另有一種小兒壓縮眼腔保護片或是保護鈕（形狀類似圓鈕扣或小凸球形），是給天生小眼症／無眼症的嬰兒作為復健使用的。因為嬰兒身體各部位的成長迅速，所以最好能在黃金時間裡就開始使用這種壓縮保護片／鈕，去刺激孩子的眼眶、骨頭也以同樣的速度擴張，以免造成無法彌補的大小眼眶，也影響到將來義眼的配戴。

三、**小兒眼腔保護片**：這種保護片的目的和上述的壓縮眼腔保護片不同，壓縮片必須做得更為服貼，藉由外力去刺激眼眶長到想要的大小。而小兒眼腔保護片，功能則和義眼一樣，都是在兒童長大期間，支撐住孩子的眼窩。保護片和義眼兩者所不同的只在於外觀，義眼看來像真的眼睛，保護片則通常是一片透明或者淺粉色的壓克力片，添上淺顏色的用意，在於當孩子不自覺弄掉保護片時，能比較容易找到。由於製作小兒眼腔保護片比製作義眼簡單，費用也因此低廉許多，在孩子快速長大期間，保護片是許多父母的首選。

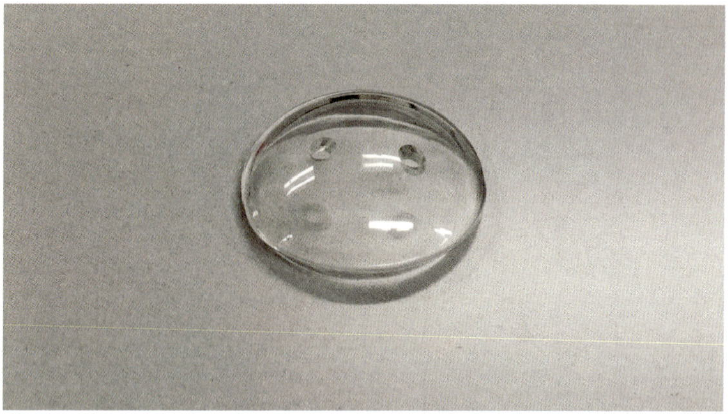

術後眼腔保護片

眼睛手術後，外科醫師會在眼窩內放一個制式的眼腔保護片，我們稱它為術後眼腔保護片（post-surgical conformer） 也叫做透明保護片（clear shield），以別於義眼師依病人的眼窩而灌模製作的眼腔保護片。術後眼腔保護片的目的，是要預防眼窩在手術後的周邊肌肉萎縮變形或沾黏。

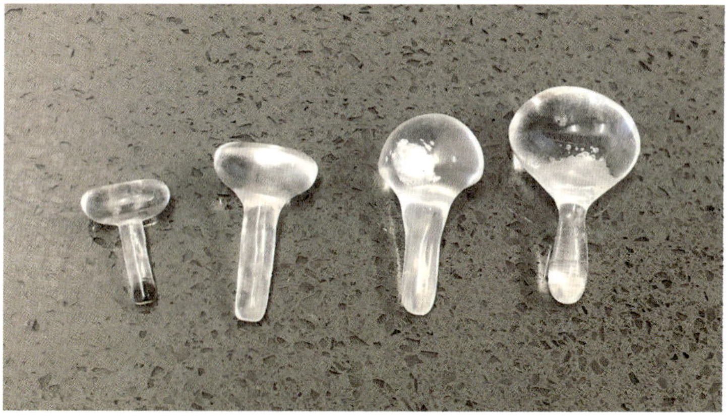

加柄的小兒眼腔保護鈕

加柄小兒眼腔保護鈕非常小，給天生小眼症或無眼症的小嬰兒使用。柄，能幫助眼腔保護鈕更容易取下或戴上。偶爾若有需要，嬰兒的父母，會幫助嬰兒用眼腔保護鈕在其眼窩加壓，以刺激眼窩使其擴張，有一個柄，也較容易拿。

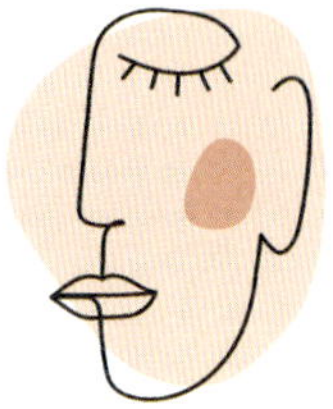

06 雙眼視障客人教我的事

交感性眼炎（sympathetic ophthalmia）＋青光眼（glaucoma）

艾登的故事

我們診所的客人，大多是單眼視障的。不過每隔一陣子，也會出現雙眼均盲的。倘若是天生或從很小時候就全盲的人，因為自幼有家人、朋友的幫助與帶領，到他們決定獨自來診所時，通常對環境已經駕輕就熟，知道如何搭乘大眾交通工具、復康巴士，或是使用導盲犬、點字等輔助品。但是他們對顏色比較不具概念，對於義眼，會傾向選擇一雙與天生眼睛或之前義眼類似的顏色。

另一類則是，先是一眼看不見，經過一段時間才失去第二眼視力的；或是因為某種因素突然雙眼全盲的。這樣的患者，對於黑掉的世界，會需要一段適應期。這段摸索期的長短以及難易度，取決於一個人的個性、身邊家人的態度，以及完全失明前有沒準備時間。剛剛完全看不見的病患，一開始來到我們診所，幾乎都是在家人的陪伴下。不只是失明者本身必須調適，他們的家人也同樣在面對新狀況，雙方一起努力接受新事實，找尋資源來讓病人擁有尊嚴地獨立起來，讓家人生活盡早上軌道。由於每位患者的性情和生活態度都不一樣，我們也看到了他們相當不同的接受過程與目標。比較有趣的是，這些對顏色熟悉的雙目視障者，在選擇義眼時，常會出現許多令我意想不到的亮點。

艾登是我在實習時就接觸到的客人，他來診所時，經常是自己一個人搭乘復康巴士過來，偶爾也會靠著公車加上一根白手杖。有一次預約時，他問可不可能把約訂在十月十五日，原來那天是國際盲人節，或叫做世界白杖日，這是早在一九六四年由美國林登．詹森總統宣布定下來的日子，目的是希望提供給視障人士一個安全移動的空間。在美國，每位視障者都可以免費領到由國家視障者聯盟（National Federation of the Blind）提供的白手杖。

艾登所使用的白手杖還是原始型。不過科技日新月異，從實習認識他到現在的十幾年間，白手杖其實也不斷在更新。目前已經有公司在手杖內加入超音波技術，利用震動或語音系統，來提醒視障者前方和左右兩旁的障礙；甚至加入行動網路，置入 GPS 導航等功能，從多方面來提高視障者獨自出門的能力和安全性。

「我重視這個節日，希望能在這一天走出家門，讓大家看見視障者行動自主、生活自立的能力，以及認可我們使用白色手杖的尊嚴與自信。」艾登的語氣，就是尊嚴和自信的最佳詮釋。

「我雖然兩眼全盲，但還是有許多事情是我靠著這根白手杖就能達成的。我經常搭不同線的公車在各區行走，遇到值得嘉許的設施，或者對視障者的障礙，我都會記下來，之後寄電郵給市政府，感謝他們，或請他們改善。譬如，某位司機很友善或不友善，某站公車站到醫院沒有安全的人行道，公園小徑樹根太突出難以行走，或是缺乏用聲音即可辨識的紅綠燈。市政府不見得每樣都會去改善，但只要有些地方改進了，我便會寫電郵去致謝。」他說話時中氣十足，充滿幹勁，每次來時，診所都忽地開朗起來。

艾登因為從小失明，幾十年一路適應學習，點字、語音電腦，與外界的書寫溝通難不倒他。倒是周遭環境的劇烈改變，讓他比較頭痛。

「這些年來我比較氣餒的，是馬路上越來越多拿著手機走路的低頭族。我曾經幾次被沒在看路的行人踢到手杖，或從側面撞上來。還有，速度飛快的滑板族也讓我心驚膽跳。有一次，可能是一位年輕女學生使用滑板，她控制不住，在我前面摔跤，撞掉了我的手杖，把我嚇死了。一名應該也是年輕男生衝過來，一直關心女孩有沒怎樣，把她扶起來。而我，一個老男人，只能自己在那裡摸索著找手杖。」調侃完自己他哈哈大笑說：「還好後來另一位好心的女士幫我找到了手杖。」

「政府做不足的，我還有地方去建議或抗議。但心不在焉或莽撞的行人，實在叫視障者防不勝防啊！」

艾登是位早在三歲時就失去雙眼視力的病人。他是家中最小的孩子，從會走路開始，每天就是跟著兄姊五、六人到公園玩。三歲多時有一天，這群小孩照例去盪了鞦韆、溜了滑梯，然後就撿起掉落在樹下的長枝葉，開始玩起打仗遊戲。這是大孩子常玩的把戲，可是那一天，哥哥姊姊在對打時，有根被打斷的細樹枝飛進了他的左眼裡。回家，媽媽趕緊帶他到鎮上眼科去，醫師把碎枝葉夾出來，檢查了一下，認為沒事，就讓他回家。

兩、三個月後，媽媽發覺他走路老是撞到桌椅，經常跌倒，直覺不對勁，這回帶著艾登上大醫院找專科醫師。不幸地，即使媽媽已經夠警覺，但依然太遲了。當時醫師的說法是，原來左眼在被樹枝刺傷後，釋出了平常不和免疫系統接觸的葡萄膜色素抗原，引發了身體免疫系統的攻擊，造成了交感性眼炎。不過，此說法在後來的研究中並沒得到真正的肯定，因為許多證據顯示，交感性眼炎發生的原因要比這樣複雜許多，至今仍在探研中。

去看醫師時的艾登，不僅左眼已經失去視力，這種過敏反應也已經攻擊原本未受傷的右眼。也就是說，他得了眼睛疾病中幾乎是最悲劇之一的交感性眼炎。醫師極力想拯救他的右眼，緊急摘除了他的左眼，只是依舊來不及，最終仍沒能保住右眼。那已經是六十年前的事了，艾登對兒時的這一次意外並沒多少印象，感覺從小就是生活在黑暗中。他上了特殊教育學校，也接受過視障生活訓練，所幸艾登的口條極好，長大後成為一名靠著電話推銷貨品的售貨員。

失去雙眼後，艾登一直就配戴著義眼，但因為他的雙眼常會不受控地轉動，因此大多數時候他仍戴著太陽眼鏡。還好天性樂觀的他，把每一次外人的疑問，都當做一次教育別人認識眼睛發炎的機會。

認識艾登時我還是艾瑞克的學徒。那時我的訓練已經足以畫好眼睛，只是還不一定能在門診時段的壓力下完成，艾瑞克就把畫艾登眼睛的任務交給我，因為這是一個不需要病人坐在眼前，可以慢慢仔細做的工作。雙目失明的人，即使看不見自己的義眼，我一樣會詢問他們對新眼睛的期望。偶爾我會看到雙眼視障者的義眼被畫得十分草率，我總是為此很生氣。義眼除了保護自己眼框外，也是給外人看的，不能因為他們看不見就草草了事。而且從身旁人的反應，他們很快也會知道自己的義眼是不是逼真漂亮。艾登因為從小看不見，對於顏色沒有概念，之前的義眼師是照著他哥哥的眼睛來畫的，與他膚色相比，其實有點太過淺色。這一點他自己也知道，因為家人也曾這樣告訴他。不過艾登已經用這樣顏色的一雙眼睛過了一輩子了，除非他要求，我當然不可能突然改變他的眼睛顏色，但我跟他解釋，我會依著他目前的臉色、髮色、膚色，為他的新義眼做一點小小的調整。他很欣然地接受了這樣的建議。

艾登是我的第一個雙眼視障的客人，是他讓我仔細去斟酌如何與一個沒見過顏色的人溝通顏色這概念。同時也是一次引導他去洗手間的經驗，讓我開始學習引導雙眼視障者。那一天，他離開前說想先上個廁所，說完便伸出了手，我自然去拉住他的手，打算帶他走到洗手間去。他楞了一下，跟我說：「璟嵐小姐，妳只要讓我的手扣在妳的手肘即可。」由於這段小小的糗事，我才花時間去研究正確幫助全視障者的方法。在台灣，財團法人愛盲基金會曾為教育大眾提出簡單易記的四字訣，問、拍、引、報，的確是很清楚的指導方針。

莉莉安的故事

另一位十分有意思的雙眼視障病人，是幾年後我獨立出來在賭城開診所時遇到的莉莉安，由於青光眼，她雙眼相繼失明了。青光眼是一種大家耳熟能詳的眼睛疾病，全球患病人數已超過八千萬。可能因為剛得時難以察覺，或者因為得的人數眾多，大部分人對它掉以輕心，誤以為現在科技進步，開個刀就可以解決問題，其實不然。目前大部分的研究，都認為青光眼是因為眼內房水過多而導致眼壓太高所造成的視神經萎縮的眼疾。不過有人眼壓正常，依然得到青光眼；相反的，有人眼壓高，卻也沒事。不管何種原因，由於是視神經的萎縮，因此是不可逆的，也就是說，所有的眼藥水、口服藥、手術等等，都只是希望藉著降低眼壓來緩解它的惡化，而沒有任何恢復眼力的治療。

青光眼分為隅角閉鎖性青光眼、隅角開放性青光眼以及正常壓力性青光眼。隅角，位於虹膜（俗稱眼珠）和角膜交界的內側，它包含了一個叫做小樑組織的細微結構，是讓眼睛分泌的房水得以排除的管道。

而所謂的隅角閉鎖性青光眼是指這個隅角太過狹窄或者關閉，讓房水無法正常排除而造成高眼壓。臨床上又分為急性和慢性。急性便是突然發生，常伴隨著劇烈疼痛、視力改變、頭痛、噁心、嘔吐等症狀。慢性則是較緩和地發生，休息過後即可恢復正常，患者常因此而忽視。但幾次慢性後，有可能轉為急性。急性青光眼必須馬上看急診，在黃金時間內降低眼壓，否則眼睛極可能受到永久性傷害而失去視力。

倘若隅角閉鎖性的青光眼被稱為是強盜，在短時間內奪走視力，那麼隅角開放性青光眼就可謂是小偷了，它是慢慢一丁一點地偷走患者視力的。這類型病人的隅角正常開放，但小樑組織卻有阻塞，因為這樣造成的眼壓不若閉鎖性的那麼激烈又高，因此患者並不會察覺眼睛有何異常。可能經過十年、二十年的損傷，直到有一天自己感到視覺黯淡，或者視野變窄時去看醫師，已經是青光眼的中後期了。

至於正常壓力性的青光眼，引起原因仍然不明。可能是病人有比較敏感的視神經，也可能是提供視神經的血液不足，因而造成視神經的萎縮。

青光眼造成雙目失明後，有的人會痛，有的人無感。不幸地，莉莉安是屬於前者，因為疼痛，她接受了眼球摘除術，因此來到我診所做義眼。每次載她前來的，是她暫時休學回家的兒子。莉莉安雖然是失去眼睛的人，一切尚在摸索中，但她個性爽朗直率，有什麼說什麼，非常有意思。比較沉默不語的，反而是她的兒子。她與兒子這樣個性的好處，是我很容易直接與她交談。開研討會時曾有義眼師提醒，有些強勢家屬會在親人失去雙眼視力後，一切都想幫家人打點。於是義眼師一提出問題，他們就習慣代答，而沒讓雙目失明的人有表達自己意見的餘地。我從此一直警惕自己，病人只是看不見，並非失去能力，一切話和問題要直接對著病人說。

在我詢問莉莉安想要一雙怎樣的眼睛後，從她馬上亮起來的臉色看得出來，我提出的是她從未想過的問題，原來眼睛還可以挑顏色啊！她說給我考慮一下，結果下一次門診時，她的話像龍頭的水一樣，滔滔不絕地流出來：「我從前的眼珠子，跟我的髮色、臉色太接近，一點都不突出，從沒有人讚美過我的眼睛。現在，我想要以勿忘我的青色為底，裡面交織著藍花楹的紫。整顆眼珠子上，我要有會閃閃發亮的亮片粉。在瞳孔邊緣，還要有向日葵的……」她充滿激情地描繪著未來的眼睛，我望向她那位向來嚴謹的兒子，他瞪著大眼盯著媽媽，此刻他腦中浮現的，大概是一對卡通般的大眼睛，裡面閃爍著一朵一朵的花，四周還飄滿了鮮豔顏色……等她終於停下來了，我跟她解釋，太多明顯的色彩，會讓眼睛失真。但我也保證會按照她形容的花色，畫給她一雙充滿活力又引人注目的電眼。當然我也不忘安撫她兒子，畫出來的絕對會如真實眼睛那般逼真。

我將她的一對義眼，也像當初艾瑞克給我機會畫艾登的眼睛一樣，交給學徒蘇菲亞來執筆。這樣的義眼不需要對照病人的另一只眼來畫，比較不會有調色不精準的壓力；患者不在前面，也因此沒有時間不夠的擔憂。蘇菲亞花了相當多時間畫出莉莉安想要的效果，我再在最後為眼睛做完工前的總修飾，好讓眼睛「活」起來。這種活化眼睛的繪畫技巧，是需要多年經驗才能累積出來的功力。

對於我們為她做的每一項步驟及說明，莉莉安都追根究柢問到底。回家後倘有任何不清楚的地方，也毫不遲疑拿出電話撥來診所。她的發問鉅細靡遺，都需要很長時間的解釋，即使到後來義眼佩戴上了，依然經常來電。我們認為這是她在適應黑暗世界時尋求安全感的方法之一，因此耐心陪她到不需再來電為止。相反的，她的兒子木訥寡言，不太流露性情，但從他的表情、反應、舉止看得出來，對於媽媽的突然失明，他接受、調整的過程並不比媽媽容易。這對母子，也讓我們看到，家人和病人一樣，都需要心理上的協助。

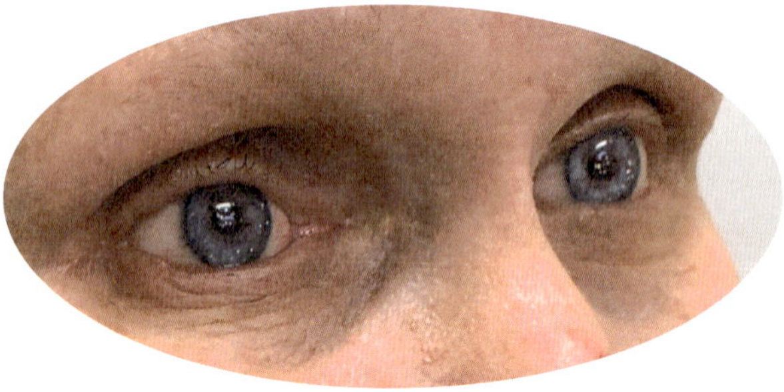

莉莉安的義眼為她贏得了極多的讚美，

戴上義眼的莉莉安，臉上充滿自信與活力。

莉莉安的義眼為她贏得了極多的讚美，有些醫師甚至沒看出來那是假的眼睛。一位護理師還特別告訴她，她的眼睛獨特又動人。莉莉安從這雙眼睛獲得了極大的自信，不再戴著掩飾用的太陽眼鏡出門，這種舉動，對義眼師絕對是最大的信任與讚美。許多剛失去視力的人，都會有孤立或者恐懼期，莉莉安藉著不斷地詢問資訊以及漂亮的眼睛，漸漸度過了這階段，她加入國家視障者聯盟，找到了賭城的盲友關懷團體，馬上開始學起點字來。點字並不是每個失明者都會去學習的技能，我有許多雙目失明的病人，並沒使用點字。曾有一段時間我訂了點字雜誌放在診所，但因為幾乎沒有視障者去點讀才停止續訂。

雖然莉莉安的兒子總是體貼地接接送送，這也是他不捨媽媽失去雙眼的補救方法。但也因此，莉莉安的活動都得排在兒子的空檔。也許個性使然，莉莉安不願老是拖著兒子，也希望讓兒子看到獨立的她，早日安心回去大學上課。她在國家視障者聯盟裡學會了許多有用的新科技，譬如使用手機叫車、買菜等，也申請一隻導盲犬來帶領她獨自出門。看著媽媽充滿信心適應視障生活，在復康巴士和導盲犬的協助下一步步踏進世界，她兒子才安心地返回學校繼續學業。

每位客戶從踏進診所開始，都用他們獨特的肢體語言、回應的多寡以及溝通姿態在帶領我們認識他們。而艾登和莉莉安這兩位雙目視障的客人，更在其中教導蘇菲亞和我，如何將黑暗世界活得耀眼晶亮。

白手杖的用途

白手杖的長短，會配合著使用者身高。早期白手杖的設計，主要功能有三：

- **探索**：白手杖彷如手指的延伸，用來試探周遭環境，以能較為安全地行動。
- **保護**：選擇白色為底，再加上紅色反光紙，目的為反光發亮，提醒駕駛者注意到前方有視障者，小心保持距離，讓他們安全通行。
- **身分識別**：手持這根白手杖，等於昭告天下，使用者是位視障者，請大家給予禮讓，或在他們需要時，協助他們。

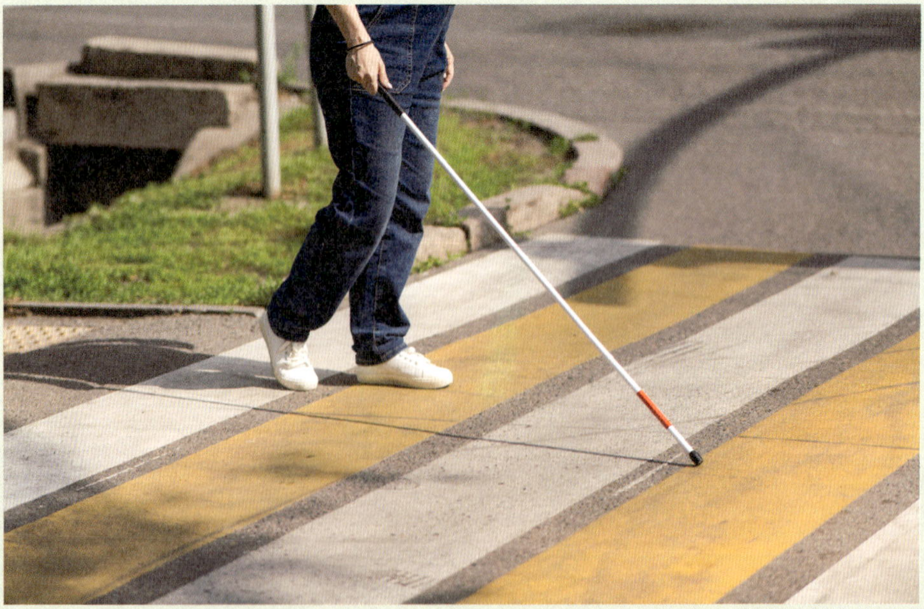

「四字訣」：問、拍、引、報

在台灣，財團法人愛盲基金會也提出了「四字訣」：問、拍、引、報，教導民眾幫助視障人士的正確方法。

◆**問**：可以主動詢問視障者是否需要協助。

◆**拍**：視障者倘若需要引導，請協助者以手背輕拍視障者手背，讓他能將手往上輕扣在協助者的手肘部位，接受引導。

◆**引**：引導時，讓視障者走在右後方約略半步到一步的距離。

◆**報**：為視障者報導路況，譬如有坑洞、障礙物、高低差等。

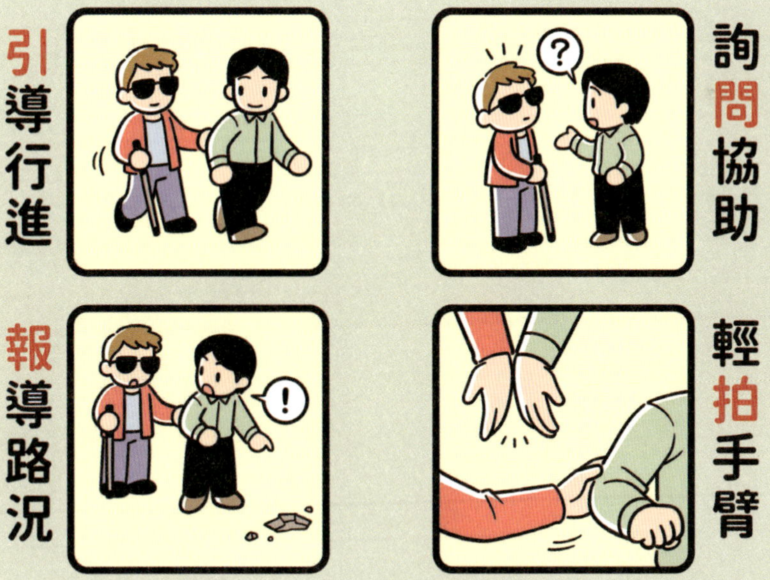

■繪者：腐貓君

07 小心武器就在你身邊

外物戳瞎

我的診所不在華人多的地點，所以病人中鮮少有華人。因此第一次看到葉奶奶在兒子的陪伴下走進來時，還真有點意外。

葉奶奶是自費的患者，這也是最受所有診所歡迎的病人。這類病人之所以受歡迎，是因為診所可以省去跟惱人的保險公司打交道的過招。美國的健康保險大多由私人公司承辦，只有少數是由政府負責，和台灣的全民健保非常不一樣。對於葉奶奶這樣自費的病人，光想到可以跳過保險公司這一關，就讓我們心情放鬆。一開始葉奶奶很安靜，一切由兒子以英文跟我交談。我聽他們兩人彼此間用中文溝通，便也以國語來跟她解釋她的狀況。葉奶奶一聽到我說的是她懂的語言，頓時話匣子大開，就跟我聊起失明的始末了。

原來葉奶奶是中國四川一個偏僻小村的人。她的兒子和媳婦都是北京大學的高材生，兩人碩士畢業後工作了幾年，一起拿到了美國柏克萊大學的博士入學許可。只是媳婦有獎學金，兒子沒有，必須到學校後再等機會，看一、兩學期後，可否爭取到研究助學金。那時，兩人已經有個一歲的兒子了，因怕到美國後學業忙碌，生活費不夠，更請不起保母，決定先把兒子送回老家請父母照顧。等到兩人都有獎學金，或者畢業工作後，再把老人家和小孩接過來。

葉奶奶和她先生，很開心可以照顧孫子。他們不富有，但鄉下地方，自己養豬、養雞、種菜，並不差個小孫子吃飯。三年多過去了，一切都好。一天，葉家爺爺在餵小孫子吃飯時，小孫子一直要搶爺爺手上的筷子，爺爺便順手拿了一雙筷子給孫子玩。男孩子拿著筷子當玩具，一下敲打桌面，一下揮舞在空中，還爬上爬下。葉奶奶煮飯剛好有空檔，過來抱住孫子，讓他坐在她大腿上，要他好好吃飯。誰知道孫子不肯，一直掙扎，拿著筷子的手往上亂揮，就那麼一用力，不偏不倚地插入她的右邊眼睛裡。接下來就是趕忙送到醫院，經過手術將筷子取出，但是葉奶奶的視神經已完全損傷，右眼就此失明了。

他們在鄉下，對失明的眼睛並沒做進一步地處理。兒子、媳婦知道後趕緊為他們辦護照、申請簽證，將他們接到美國來。半年過去，葉奶奶終於來到兒子媳婦身邊，但此時她的右眼已經開始混濁萎縮。他們深覺對不起媽媽，儘管沒有保險，但願意自費，來詢問為她做義眼的可能性。雖然再也無法還給她視力，但希望藉由改善她的外觀，讓她在美國更願意出門去交新朋友。

我檢查了葉奶奶的眼睛，還好她的眼球只是輕度萎縮，角膜雖已混濁，但眼睛並沒任何發炎或不良症狀。她的右眼因為眼球萎縮，和左眼的大小已有些許差別，右眼皮張得也沒左眼皮開。這種情況下，我給她的建議，是做一片類似比較大片隱形眼鏡的**鞏膜覆蓋眼片**（scleral cover shell），用來覆蓋在萎縮的眼睛上，當然這眼片本身並沒有矯正視力的功能。它的主要功效，是為萎縮的眼睛補足回到原本該有的尺寸，因此可以自然地撐開眼皮，讓眼皮回到正常大小的開閉。許多病人反應是戴上鞏膜覆蓋眼片後，受傷的眼睛感覺較為舒服，因為這種眼片也有保護眼睛的作用，可以為萎縮的眼睛擋風和遮沙，並讓淚腺能較正常的運作。因為眼片是照著另一眼來畫的，而且可以跟著覆蓋在下面的眼睛隨意移動，所以呈現出來的效果非常逼真自然，幾乎讓人看不出來是假的眼睛。

鞏膜覆蓋眼片也是義眼，視現存眼球大小而定，在製作上有時會比為已失去眼球的義眼更具挑戰性。因為眼球還在，倘若病人來做的原因只是因為角膜混濁，而非眼球萎

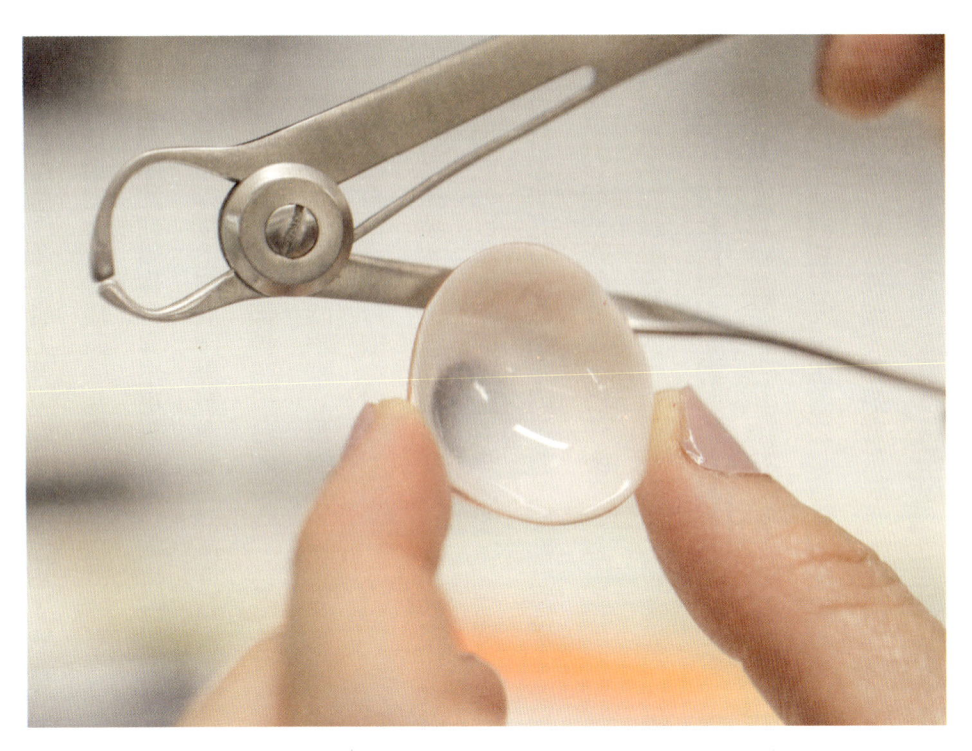

這顆鞏膜覆蓋薄片薄到透光

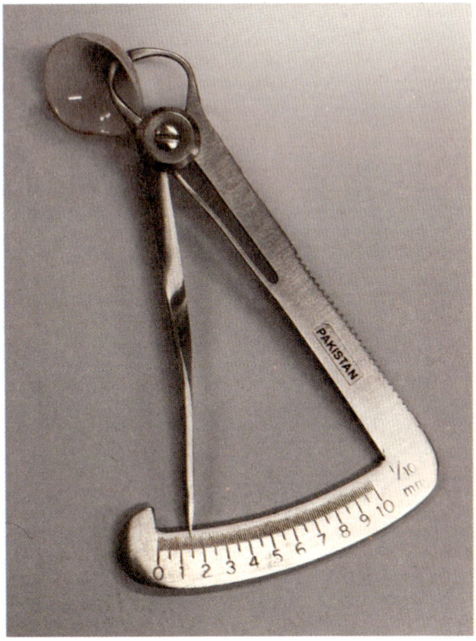

這張照片展示了一些鞏膜覆蓋眼片的極薄樣式，其虹膜部位的厚度約為一點五毫米。
若有需要，它們還可以製作得更薄。如果背後的眼球較小、眼窩空間充足，有些鞏膜覆蓋眼片的厚度甚至與一般義眼相同。

縮；在某些情況下，譬如青光眼，眼球甚至還會有腫脹的現象，那麼這片鞏膜覆蓋眼片便得做得異常地薄。壓克力雖是很堅固的材質，就算不小心摔到地上也不會輕易破掉，但是超薄的鞏膜覆蓋眼片放在模組裡加壓固化時，倘若沒有百分之百吻合對好，稍一不慎，就很容易裂開。加上畫好的眼片上只能有很薄的一層壓克力在保護，在打光磨亮時必須小心翼翼，不能傷到畫好的油彩部分。

葉奶奶的眼睛是輕微萎縮，因此她的眼片仍會做得有點薄，直接戴在眼球上。她兒子顯然在來診所之前，已經先找過資料，他說讀到一些網路的經驗，認為義眼片直接壓在眼球上，對於壓力或者摩擦較敏感的患

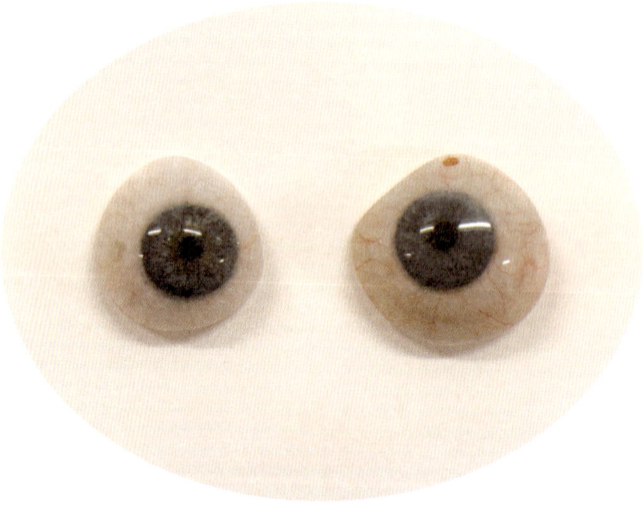

從正面看，鞏膜覆蓋眼片與一般義眼外觀相同，背面有時也相似。區別僅在於定義：鞏膜覆蓋眼片是一種配戴在原有眼球前方的義眼。它們通常比一般義眼薄，但也不一定總是如此。我們在量製某些鞏膜覆蓋眼片時需要更謹慎處理其背面形狀，但製作方式與一般義眼完全相同。讀者也可以想像一下，戴鞏膜覆蓋眼片的概念，其實就像戴隱形眼鏡一樣。

者，可能需要較長時間來適應。那份報導還指出，由於眼球長時間被壓迫，可能造成眼球更快速的萎縮，因此最後還是要移除眼球。他說他已經害媽媽失明了，不能再忍受將來有一天，媽媽還得再開刀摘除眼球。

他的疑慮是我在美國執業多年從沒經歷過的。義眼的舒適度，本來就是義眼師和病人的第一要求。像葉奶奶這樣角膜仍然存在的客人，更要把覆蓋片打磨得精準、細緻，倘若不能讓病人忘記這是個外來物的話，怎能期待他們戴上後忍住不拿出來呢？義眼的主要目的，是保護還在眼眶裡的東西，並美化病人外觀。如果戴上義眼反而讓他們生活品質變差，更別提還加速眼球惡化，那麼，這鐵定就

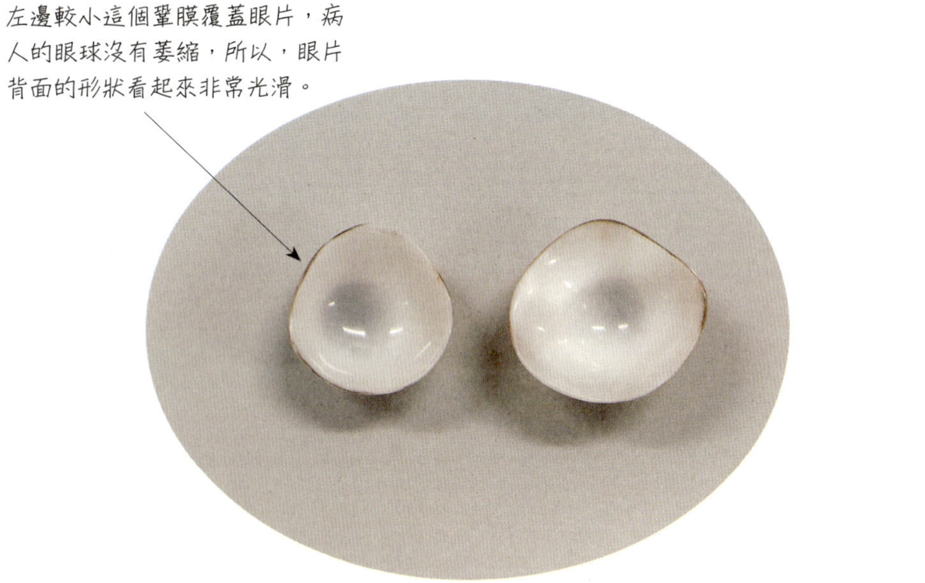
左邊較小這個鞏膜覆蓋眼片，病人的眼球沒有萎縮，所以，眼片背面的形狀看起來非常光滑。

這是兩個不同病人的鞏膜覆蓋眼片的背面。右邊較大這顆，是眼球有萎縮的病人，看起來的樣子。你可以在中間看到角膜的位置，而整個眼球形狀在其周圍已經萎縮，看起來凹凸不平。

不是一顆好的義眼了。

聽了我的答覆，葉先生放下了心中大石頭。我先為葉奶奶製作一片試戴片（trial fitting shell 或者 trial fitting conformer），請她回家後由每天一、兩小時開始，慢慢加長配戴時間，試戴一至兩週。由於葉奶奶還保有眼球以及敏感的角膜，她的試戴片不為支撐眼窩，而比較是為了讓她習慣戴義眼的感覺，以及體驗能否接受戴義眼的生活型態。我給客人的試戴片都是以透明的壓克力製成，方便我評估義眼的密合度和舒適度。透過透明片，我可以觀察到片上的角膜位置是否與眼睛的角膜吻合；而像上面葉先生提到他所擔心的壓力或者敏感問題，也都能藉由透明片去看出癥結之所在，調整形狀以解決不合眼處。當然也有少數病人經過一段時間的試戴，仍然完全無法習慣，那麼就不必花錢來做義眼了。

兩週後，回診時我針對葉奶奶指出的不適應處加以修改。因為她沒有迫切馬上要美觀的需求，因此修改後，她希望能再繼續試戴兩週，以確保之後的舒適程度。等到下一次門診時，葉奶奶說她已經幾乎感覺不出有任何外來物在眼睛上了，這時，我才開始為她製作真正的義眼，約時間畫作眼睛。最後一次門診我為葉奶奶將大功告成的鞏膜覆蓋眼片戴上她眼睛時，她看到自己恢復以前的容貌，和兒子都開心地鬆了一大口氣。

一般我會建議客戶每晚睡前將鞏膜覆蓋眼片取出來，好讓角膜接觸到氧氣。但有些病患因為心理因素或者身體障礙，不願意或者不方便每天取下眼片，這時我就會在鞏膜覆蓋眼片畫好的虹膜上方確定會碰到角膜的地方鑿一個小洞，好讓角膜得到一些氧氣。這個小洞同樣必須打磨到十分平滑，位置會藏在上眼皮下，所以外人是看不到的。

當然隨著時間過去，眼球、眼眶仍會出現變化。由於鞏膜覆蓋眼片比已經失去眼球的義眼更需要精準的密合度，因此除非只是很小的變化，不然通常在因為時間而失去精準度後，重做一片會比修改的效果舒適很多。

到我的診所，眼睛被筷狀物或者其它玩具、鞭炮煙火傷到的孩子不少。許多父母相當自責，但也到此時，才會想到呼籲所有爸媽要慎選玩具，或是任何交到孩子手上的東西，以及留意他們拿著這種玩具時的動作。葉奶奶的情況，是她兒子、媳婦心中永遠的痛。鞏膜覆蓋眼片可以幫助患者恢復外觀，只是失去的視力，再心痛都喚不回。不是所有意外都能避免，但希望大家能更加小心，讓悲劇減少發生。

台灣健保 vs. 美國健保

台灣健保

台灣健保由政府主持，所以可將健保署看成是全台唯一的一家健康保險公司。健保署訂出的條款就是標準，不管合不合理，所有醫院、診所都照著這些規定來。病人不用怕看到嚇死人的掛號費或帳單，看病前也不必先打電話去健保署詢問自己可不可以做這檢查或用那儀器。醫師清楚健保署規定，所以只要醫師開了處方說可以做的檢驗，或可以使用的藥，病人就可以放下心去做。就算是健保署不付的自費項目，醫院通常也會清清楚楚地告知價錢，病人不用擔心事後會收到天價帳單。

台灣健保雖好，但有些醫院也會出現荒謬的現象。有一次我阿嬤肩膀開刀，人都推進手術室了，家人才被緊急告知要去買一把健保不付的手術刀。我們都質疑，倘若家人身邊沒那麼多錢呢？這床刀就不開了嗎？那既然這把刀是我們自費買的，手術後醫院是不是該把這把刀還給我們？還有一次，一名親戚因為極度便秘難受到掛急診，護理師要他家人去買一包成人尿片，再抽出一片交給醫師，也不合理。

美國承辦健康保險的公司眾多，而且就算同個保險公司，也會和不同的加保單位談出不同的掛號費、保險範圍、項目和自費額。譬如一個有幾十萬人的州立大學，因為人數眾多，議價能力強，看病時也許只要二十元美金的掛號費，其餘都不用再掏腰包；但一個新創的三人公司，可能光掛號費就要五十美金，而且每年每人要從口袋掏出超過例如兩千甚至上萬美元後，保險公司才會進來開始幫忙付錢。超有錢的大公司為留住人才，他們的保險可以允許員工自由選擇醫院和專科醫師；小小的家庭工廠，員工必須先到指定的醫院系統看指定的家庭醫師，若有需要，再由家庭醫師提出轉診要求。

不只是付費不同、看醫師程序不同，當初加保單位派去和保險公司談判的人，也關係著將來保險公司願意負擔的項目。我曾有一名好友到醫院生產，醫院跟她解釋，她的保險可讓自然生產的媽媽住院一晚，剖婦開刀的媽媽住院三晚，但倘若生下來的嬰兒是健康的，嬰兒就必須馬上出院，保險公司不付健康嬰兒的住院費。她質疑怎麼會有這樣不合理的保險？媽媽住院，新生兒出院，光喝母奶就是個問題了。醫院的會計單位解釋是，也許當初去談判的人沒有經驗，想說既然嬰兒健康，就不需住院，這樣可以幫公司和員工每個月省下一些保費。後來朋友難產開刀，需要住院三天，可是嬰兒卻面臨出院後沒人可照顧的窘境，還好醫院是有人性的地方，護理師把孩子推到母親的房間，「假裝」嬰兒已經出院，護理師再到病房來幫忙餵奶、換尿片。

還有些人即使有保險，每次收到帳單，雙手依然會發抖。就算只是個簡單的大腸鏡，倘若保險不

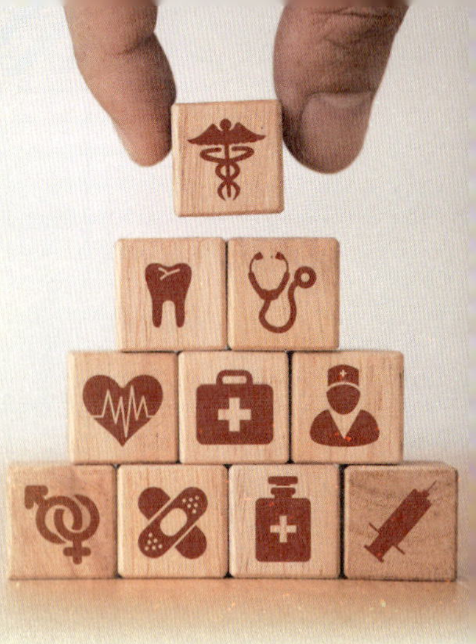

夠好，這個人收到各單位分別寄來的帳單極可能厚厚一疊，要付某個百分比的主治醫師、麻醉醫師、護理人員的費用，再加上某個百分比的器材使用費、耗材費、麻藥費，然後還有事前飲用的清腸藥劑費，或事後醫師看情況開出的藥劑。每次以為帳單來全了，醫院就是有辦法一而再、再而三地冒出病人沒想到的項目來收錢。

舉上面這些例子，只是在讓大家知道，美國健康保險的複雜性不是擁有全民健保的台灣可以想像的。但當然，美國醫院和保險也有某些好過台灣的地方。在台灣住院，都得有家人作陪，幫病人換尿片、梳洗擦澡、晚上陪病照護這些，都是自己人的工作。倘若家裡沒有這樣的人手，那麼就得另外雇請看護，一天至少兩千多台幣。但在美國，如果有好的保險，住院，是可能一毛錢都不必繳，或只繳個幾十元美金就解決的，不用再煩惱額外收費。美國醫院的概念是，只要住了院，醫院便必須照病人需要提供三餐，譬如糖尿病人餐、素食餐、高蛋白餐等。醫護人員也會負責照顧好病人，不管是病人自己覺得十分尷尬的清理排泄物、換床單衣服、紀錄尿液分量等等，都不用家人自己來，因此沒有雇用看護的必要。

美國健保百百種，因此，通常在病人打電話來預約時，我們就必須先知道他是哪家保險公司下的哪個計畫，還有醫師要他來做義眼或小肢的轉診信函和診斷書。有了這兩個資訊，我們就開始跟他的保險公司打交道。保險公司不是慈善事業，他們的目的還是營利，正派的公司當然不少，但也有許多會拖拖拉拉、斤斤計較。

有個病人多年前義眼是在別的診所做的，後來義眼師過世，診所關門，便轉到我這兒。但保險公司蓄意刁難，一下要問他換診所做義眼的原因，一下又要以前老義眼師的同意書，光回覆他們老義眼師已過世的事實，就不知講了多少次。也曾有人在車禍中失明，但車禍官司還在打，保險公司認為倘若是對方的錯，應該由對方保險公司來支付這筆義眼費用。但漫漫官司不知要拖到何時，沒有積蓄的病人只能苦苦等待。明明越早裝上義眼，對病人眼窩越好，而且就可以早日擁有美觀的容顏回去工作，出門也較不會遭受異樣眼光。可惜那都不是保險公司會考量的事，保險公司只為自己的荷包打算。

	台灣	美國
保險方式	全民健保	商業醫療保險為主，政府會提供社會保險給年長者和低收入戶
收費模式	政府按月向民眾收取健保費，依照職業或地區有保費上的差異	民眾向各家保險公司購買不同的產品
特色	幾乎所有人都可以負擔得起醫療費用，不會有天價的醫療帳單	自由市場，只要有好的保險，住院可能一分錢都不用繳交
缺點	1. 低價健保導致醫師看診量大，造成健保財務困境 2. 護理人員嚴重不足，且工時又長 3. 出現浪費醫療資源的情況	1. 負擔不起好的醫療保險，重症者看病需花費巨額金錢 2. 醫療保險覆蓋率不足，約 2 千多萬人尚未有健康保險（2024 年統計） 3. 保險非慈善事業，申請過程可能不順利

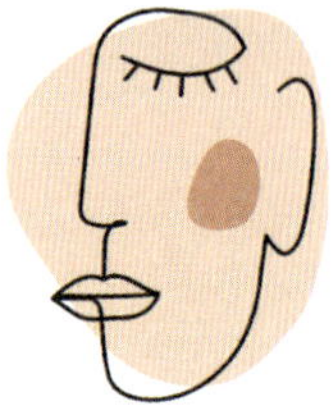

08 逼死好漢的劇痛

視網膜剝離（retinal detachment）+黴菌感染（fungal infection）

一個人失去視力的原因很多，常見的意外如車禍、被異物戳中、槍傷，而疾病如惡性腫瘤、青光眼，甚至常見的白內障，都有可能造成眼睛永久的傷害。當然，也有些人失去眼睛的遭遇很不可思議。在義眼圈中，有本非常有名的書叫做“A Singular View”，作者是 Frank B. Brady. 他在一次駕駛道格拉斯 DC-3 雙引擎螺旋槳飛機降落時，撞上了一隻綠頭鴨。綠頭鴨衝破了擋風玻璃，鴨喙正對著他的右眼直直戳進去，他就這樣損失了一只眼睛。也有精神狀態不好、或是吸毒的病人，用激烈的手法自殘眼睛。眼睛是靈魂之窗，大家當然都希望好好保護。但是，下面這名病人，卻是自己苦苦哀求醫師將他眼睛拿掉的。

丹尼，在退休前，是賭城拉斯維加斯的警探。在他的職業生涯裡，也許不至於像電影《警察故事》裡的成龍那樣水裡來、火裡去，傷痕累累；但在龍蛇混雜的賭城中，身為一名執法人員，對於受傷、疼痛，也絕不生疏。所以當他第一次告訴我，他的眼睛是因為劇痛難熬而哀求醫師將他眼球剜除時，我幾乎不敢相信。好像我受到的驚嚇還不夠強烈，他又補了一句：「倘若醫師不肯幫我把眼球拿掉，我可能會痛得去自殺。」

醫師、病人決定摘除眼球，通常是有這樣的考量。一，是攸關性命，或是不如此做，將導致另一眼也得病。二，是眼睛本身已失去視力，卻還帶來疼痛。

是什麼樣的痛，能讓一個出生入死的人痛不欲生呢？

丹尼的義眼，是以前我的師父艾瑞克幫他做的。我接手診所後，第一次認識他，是為他做義眼的清洗拋光。他的眼皮還在，義眼也能在眼睛下方眼外肌的帶動下，隨著好的那一只眼睛轉動，只是轉動的幅度沒有好的眼睛大。

這一次他又來清潔義眼時，一走進來，就將手上一小疊紙朝向我，放在我前方的櫃台上。他說：「上次來妳這邊清潔眼睛時，我讀到了一些病人的故事。那些真實發生的事情，對我幫助很大，讓我感覺自己不是全世界最倒楣的人。現在，我也將我如何失去這顆眼睛的過程寫下來。這份稿件交給妳，妳有我的許可，可以以任何合適的方法，將我的經驗分享給需要的人。希望我的不幸經歷，也能幫助到未來在妳候診室等待的人。」

以下，這個極端不尋常的真實事件，便是丹尼，這位退休警探如何在兩個月內失去一顆眼睛的故事。

「起因，只是一個再平常不過的玻璃體剝離。」

玻璃體剝離，幾乎是每個人都聽過的名詞。這不是一個致命的疾病，而是老化的現象，尤其是在高度近視人口眾多的國家，像台灣，每個人身邊大概都有親戚朋友有這個經驗。

「我第一次去看史密斯醫師時，就是感覺眼睛有異樣，似乎有個陰影一直跟著我的目光在動。這位視網膜專科醫師安排視力、眼壓、眼底照相等檢查後告訴我，是玻璃體剝離。」

在人的眼球裡，玻璃體原本是清澈透明的膠狀物，但隨著用眼習慣、外在因素以及年齡增長，膠狀物會慢慢混濁液化。液化後的玻璃體，因為支撐度不再那麼飽滿，網膜裡的玻璃體會縮小且逐漸脫離後面的視網膜，因而產生俗稱飛蚊症的現象。玻璃體剝離是不可逆的，也不需要醫治。但醫師通常會提醒病人注意，倘若之後有看到類似閃光，有黑影或是整片黑幕遮住的感覺，就要趕緊回醫院檢查，那極可能是視網膜剝離的症狀。視網膜剝離是非常嚴重的狀況，沒有及時處理，就可導致失明。

「不過史密斯醫師說，眼底鏡也顯示，我的玻璃體剝離導致了兩處的視網膜裂孔，不是很複雜的情況，只要做雷射修補即可。」

「手術一切順利，只是沒想到六天後，我的眼睛忽然劇烈疼痛起來。我立即回到醫院。史密斯醫師當天下午緊急安排了第二次手術，這回，他移除了一些玻璃體內的液體，注射進去了抗生素。」打進抗生素，應該是醫師判斷造成疼痛的原因是眼睛遭受感染在發炎，要以抗生素進去消炎。

「然而，即使打進了抗生素，只是暫時解決我的疼痛。僅僅三天後，我的眼睛再度痛到令我受不了的程度。史密斯醫師只好在隔天又動了與第二回同樣的手術。但怎知這也一樣只緩衝了幾天，劇烈的疼痛便又產生。十幾天後，我接受了第四次的手術。」

十幾天，四次的眼睛手術，根本就是病人的夢魘，尤其是後面這三次的緊急手術，似乎都沒能改善什麼。丹尼開始擔心這會是種無限循環。

「我問醫師，別人這樣的發炎疼痛通常持續多久？我需要再忍受多久這樣的折磨？沒想到我的視網膜專科醫師十分老實地回答我，這是從沒出現過的情況，無前例可循，沒有相似案例可以比較。他已經詢問過多位合作醫師，大家都毫無頭緒，不知做何建議。」

聽到這種回應，是多麼大的恐懼與打擊啊。從沒人發生過類似的情形？！難道他必須從此陷在劇痛與手術房之間？丹尼是這樣描述他的眼睛疼痛的。

「你可以想像有一個人，用烤得通紅的鐵釘，直接插入你的眼睛嗎？不是一次，而是一而再、再而三地凌虐你。」

「我開始絕望地懇求史密斯醫師，倘若無法解決這樣的疼痛，請把我的眼睛拿掉吧。一個人是無法長久活在這種酷刑下的，我告訴他。」

在這次手術的一年半前，丹尼曾做過白內障手術，也就是摘除原來混濁的水晶體，置入人工的水晶體。那次的手術整個過程以及恢復都很順利，所以對這次的雷射修護他全然沒戒心，萬萬沒料到會出現這種情況。在跟醫師說了上面的話後不過兩天，他再次因同樣原因進醫院。

「因為沒有人對這情況有經驗，史密斯醫師只能猜測，可能是一年半前的那個白內障手術所更換的水晶體與結痂的疤，擋住了抗生素，讓抗生素無法進去消炎。這回，第五次手術，在無計可施的選擇下，他移除了上次植入的水晶體，希望能讓抗生素產生效用。很不幸，這個猜測是錯的。手術後兩天，疼痛再度襲擊過來。」

丹尼是位警探，曾處理過許多因病痛自殺的案子。這時，日以繼夜的折磨，造成不只是眼睛本身的劇痛，眼睛四周、太陽穴、臉上神經，甚至牙齦，都跟著痛苦不堪。

「我這時完全體會了為何會有人要以死亡來結束肉體上的病痛。我再度拜託史密斯醫師，請將我眼睛切除吧，否則自殺將是我唯一的選擇。」

在丹尼之前，我當然有許多病人是因為無視力的眼睛疼痛而摘除眼睛的。不過，情況都與這不同。有病人為了繼續保有眼睛而多年來忍著疼痛，到真正不得已時才接受摘除；也有人雖然只是小痛，但覺得既然眼盲已是事實，何必每天受疼痛打擾，還不如早動手術解決問題。每個人對痛的承受度不同，對生活品質的要求也不一樣，但丹尼是第一個讓我了解到眼睛居然可以劇痛到這種程度的。

「史密斯醫師給我強烈止痛藥，可是藥物只會讓我昏昏欲睡、噁心反胃，卻無法真正帶走疼痛。在離切除眼睛前，他又試了最後一招，便是將最強的一種麻醉藥，直接打入我的眼睛裡。」

這當然有十分糟糕的副作用，就算真能止住疼痛，也幾乎保證丹尼右眼的視力將永遠失去了。「我真的無法了解，為何一個雷射修補視網膜裂孔的手術，會演變到一眼失明？」

誰知，更糟糕的還等在後頭。「這方法依舊沒解決疼痛，視網膜專科史密斯醫師暫時退下，換來了一位感染專科醫師。」

不知為何史密斯醫師在這時沒有接受丹尼摘除眼睛的哀求？丹尼此時已經失去右眼

的視力了，是這個疼痛沒有危及生命，他認為只要能止住痛，保留眼睛對丹尼將來生活品質會有幫助？還是他一直從藥物上去找尋止痛良方，而忽略了摘除眼球也是一個可行的止痛法？或者他一心尋求解方，而沒聽到丹尼的真正需求？此時痛不欲生的丹尼，會不會覺得很無助、沮喪，覺得沒有人了解他的痛呢？

換上來的感染科醫師是位名醫。「這位霸道醫師不准病人質疑他的看法，不讓『沒常識的病人』詢問『沒有醫學知識』的問題。我忍受著他的無理、權威，只盼望所謂的大師能帶來有效的解方。沒想到研究半天，名醫也沒能提出好方法，只有威脅我，這樣嚴重的感染，不住院監測控制的話，發炎狀態極可能從已崩壞的右眼，轉移到目前仍然完好的左眼。他建議我要有心理準備，『否則，最終，你將雙目失明。』他說。」

能想像丹尼聽到這樣一句話時，心裡有何感受嗎？不過一個月前，他的生活正常，退休後美好的日子等著他。誰料到短短幾天，會演變成目前這樣不可收拾的場面？住過院的人都知道，醫院是一個讓人無法真正休息的地方。每幾小時，有護理師要來量血壓、體溫、血氧；不斷打點滴，就得不斷下床上廁所。而當身上掛滿管子、針頭時，光下床就是一件大事。而且打進身體的抗生素、止痛藥、麻醉劑，都會讓胃極度難受，而補充太多的液體會造成身體水腫。更別提附近可能有不停在呻吟、哀號的病人。這樣的環境，只會讓一個生病的人更加沮喪。

「我躺在床上胡思亂想，失明前我最後會看到的人是誰？最後看到的東西會是什麼？我應該趁著還有視力時，去辨哪些事？萬一真的雙目失明，我該如何學習當一個盲人？當生活必須一切依靠別人時，將是多麼難堪的事？」

「我將感染科醫師的話轉述給史密斯醫師聽，幸好這位現在已經成了我最信任的醫師當機立斷奪回控制權，他向我保證絕不會雙目失明，並成功爭取讓我出院回家，好好休息。因為他總是對我實話實說，不管是在解釋我的特殊病例，或者在承認目前醫師們對我狀況的經驗、能力有限，都不曾掩飾實情。所以儘管後來很多人認為我應該告史密斯醫師和醫院害我失去一顆眼睛，我都不認同。我已經將他當作真心關懷我的朋友了。」

只是回家一週後，疼痛便又把他逼回醫院。史密斯醫師之前承諾會告訴他群醫會診的每一個細節，不管這實情多麼難以接受。這一次，他說，群醫還是束手無策，依然只能暫時為他注射強力麻醉藥和抗生素。經過這麼多次的手術、注射，他的狀況已經從簡單的視網膜裂孔，變成嚴重的視網膜剝落了。右眼的視力已不可逆，雖然醫師仍懷抱希望，仍盼望抗生素最終會產生效果，讓他不再疼痛，而不用走上最後一招，就是剜除眼睛。

然而，這次的藥物撐了半個多月後，再度失效，群醫舉手投降。兩個月來，丹尼已經受夠如不定時炸彈的劇烈疼痛。「在一次次重複的劇痛與手術中，我已經為自己終將失去一眼視力，甚至失去一顆眼球這件無可避免的悲劇哀悼過，也做好心理準備。我再度跟史密斯醫師說寧願摘除眼球，讓生活早日恢復正常，也不能再這樣忍受一次又一次的折騰。剛好隔天，一位每個月只來賭城一次的眼睛外科醫師就要到賭城了。我和史密斯醫師商量，決定趕緊安排術前檢驗，隔天，就上手術台，正式結束這件痛苦的悲劇。」

在美國，因為供需問題，或者保險限制，有些極其專精某項技術的醫師，會在幾個城市輪流看病人或者動手術。丹尼提到的這位眼睛外科醫師，就屬於這種。他大部分時間都在自己的據點洛杉磯，但倘若賭城有病人需要他，又因金錢、交通、保險、人力等種種考量，不克前往洛杉磯，就可以等到他每個月來賭城的這一天，請他動手術。術前、術後的準備、檢查、照顧、回診等，賭城的醫院都可以安排、接手，只有動刀那一部分，是交由這位醫師來執行。

洛杉磯來的眼睛外科醫師為他執行了很成功的「眼內容物剜除術」，馬上植入義眼球，以防眼眶萎縮。往後義眼因為還有眼外肌的帶動，仍能跟隨好的左眼轉動。

「至於我的眼睛究竟發生什麼事，哪一部分出了錯，沒有真正的答案。是第一次手術時，那位在咳嗽的麻醉師身上的病菌？或是哪個工具沒消毒確實？這些都是無法舉證的。也沒有醫師會出來得罪其他醫師，告訴我是哪個醫師的錯。再加上感染是手術後可能出現的情況，在術前醫院都會要求病人簽署一份同意書，同意在某些特定的狀況下，不得狀告醫師或者醫院。因此，即使很多人認為我有告贏的勝算，我並沒採取這步驟。」

打官司是一段漫漫長路，耗時、耗費用。也許告贏的話，會拿到一大筆錢，但經過這兩個月的折磨，丹尼不想再花力氣去走這一條路了。他要用剩下的一只眼睛，好好的來享受世界。

「即使我戴義眼的條件比大多數人好，有眼皮可以眨眼，也有眼外肌能轉動義眼，但是人工眼睛就是需要人工來維護。我的眼皮不再會自然全眨，而是要不時提醒自己，必須用力眨夠深才能保持眼睛濕度。我的眼睛不再能自然分泌足夠的油脂，得定時點上義眼潤滑劑。不小心掉進義眼後方的異物，即使只是一根睫毛，都能造成極端的不舒服，一定得拿下義眼來清洗。每大約五年得更新一次、每半年得清潔拋光的義眼，即使有保險，仍是一筆支出。」

突如其來的眼睛感染，痛不欲生能逼死好漢的劇痛，兩個月來將丹尼的整個世界搞得天翻地覆。他勇敢、鎮定、當機立斷地為這疼痛做了終結。少了一只眼睛後，他的生活總算回到了「正常」。

我常在想，丹尼的自述為何會在我心中造成震盪？讓我認為值得書寫出來？當然他失去眼睛過程中的「痛」天翻地覆，的確很驚人。但他和幾名醫師之間的感情與衝突，讓身為醫護人員的我，重新思考了醫病關係。傳統上，醫師是權威人士，針對疾病，他們說了算。丹尼的感染科名醫，似乎就是這樣的代表。他的判斷也許充滿醫學根據與考量，但他的言語卻深深傷害了丹尼。反觀史密斯醫師，因為他總是誠實、以同理心在關心丹尼，所以就算有人認為是他害得丹尼失去一顆眼睛，最初丹尼提出摘除眼睛的請求也沒有得到回應或解釋，但他並沒責怪醫師，依然深信史密斯醫師盡心想醫好他，或想至少為他保住眼球。有的醫師醫病，有的醫師醫心，能夠兩者兼具，自然是病人最大的期望，相信也是每位醫護人員的目標。只是在他們忙碌的時間表中，心有餘而力不足。

近年來，許多大醫院都開始標榜是以病人為中心的治療。一名病人，除了主治醫師外，可能還需要不同專科醫師的會診，清楚病人照料重點的護理師，也許還有營養師、復健師的同時關注，甚至心理師、社工的介入，或出院後在家照料的後續等。一家大醫院比較可能提供多方面的醫療團隊，但之間的溝通要靠專人的統合與記錄，以免出現如丹尼的病例中，感染科醫師和主治醫師各說各話的狀況，病人也不知如何是好。複雜的病例，通常都能受益於這樣的整合協調。

所幸，純粹只需要義眼的案例，相對而言是比較簡單的，我通常一個人，或頂多再諮詢一下某一、兩方面的專家，就可以完成。但若是做顏面修復，按病人受損的程度，有時情況可能相當複雜，我便會希望能夠引入多方專家來為病人做出最佳的修復。只是這點，我個人的經驗相當挫折。一來每位醫療人員各在自己的工作崗位，各有自己的看診行程，想整合，需要花費非常多的時間與精力；二來保險公司並不見得願意支付這多出來的花費，偏偏對多數人而言，這費用高到難以自費，也難以靠個人關係來拜託。病人往往為此無法得到最好的治療，這是令病方和醫方都十分無奈的。

接下來的篇章，便是關於顏面、指頭的病例，尤其〈等不到的笑容〉這章所描述的，是一個相當棘手的案例。那時我剛踏入此行不久，根本沒有地位去整合各方專業人士，完全憑一己之力在努力。現在回頭想想，倘若那時就有大醫院提供整合共同醫療的概念，這位病人應該可以從中受惠良多。

視網膜剝離

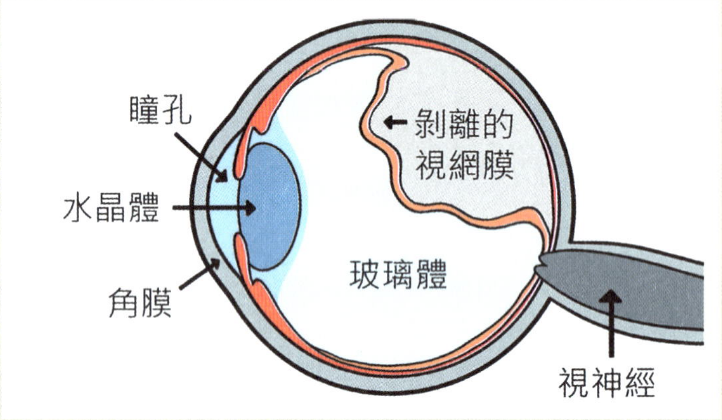

高度近視、眼球外傷、有視網膜剝離的家族史、糖尿病、眼睛發炎或腫瘤都有可能造成視網膜剝離，主要有分成裂孔性、牽引性和滲透性。視網膜剝離發生時不會有痛感，卻是屬於眼科急症之一，必須盡快治療。

視網膜的修補手術視情況有幾種做法：

一、剛發生裂孔，可以接受雷射修補治療，不需住院。

二、若已剝離，則視情況接受藥物治療，再搭配鞏膜扣壓術、玻璃體切除術，或是氣體網膜固定術等手術的醫治。

PART 3

只是朱顏改

到我診所的病人，
比例上以需要義眼的為多數，
因為這診所是從我前老闆艾瑞克手上買下來的，

他主要的客戶是失去眼睛的族群。
但接手後，
我慢慢將服務範圍擴大到眼眶、義耳以及義鼻。

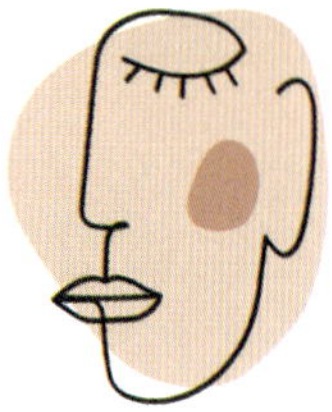

09 眼眶——等不到的笑容

車禍

我之所以能在賭城將服務範圍擴大到眼眶、義耳以及義鼻，是因為我在研究所時，不只修了課程，還動手做過義小肢，更在學校的醫院實習過。後來在艾瑞克的診所時，也接受他的口頭建議與允許，使用診所設備，練習做臉部義肢。在實習期間遇到下面這位病人喬恩前，我曾為幾名客戶完成了不錯的義耳，因此艾瑞克讓我接下喬恩這個眼眶加上義眼的病例。

真希望下午快點到來。

自從喬恩兩週半前失約後，我就一直在等待她再度出現在門診名單中。終於，就是今天下午了。以前她也經常錯過約好的門診，原因太多了，身體的、心理的因素都是。但今天，我非常期待她的到來，因為我完成了一份自從當艾瑞克的學徒以來，挑戰性最高的成品。我深信她一定會滿意自己今天之後的容貌；一樣重要的，是她的單親爸爸也一定會滿意。

看照片，喬恩原本是位身材勻稱高䠷，相當健美的女孩。她爸爸說小學、國中時，她總是帶著大大的笑容奔馳在足球場上。但是我見到她時，她已沒有足球員的身材，臉上的笑容也不見了，取而代之的，是低頭不願多話的神情。她如金色飛瀑的頭髮蓄意地遮住右邊臉龐，因為現在她右臉的地方，敷著一片大大的紗布。而紗布下，靠一片腿上移植過來的皮膚遮住的，是個連眼眶、眼皮、眼睛都沒有的黑洞。

十六歲的一場車禍，讓她從一個青春洋溢的陽光少女，成了一個不喜歡人群、不愛上學、不再運動，也不想開口的人。

我第一次看到喬恩，已經是她車禍後九個月的事了。車禍，讓她右臉上半部從鼻樑旁邊被削去大角度的臉。她失去了眼球和眼眶，因為她的眼眶骨頭已無法完全重建，由腿上移植過來的那片皮膚鬆垮垮地掛在她右臉上，目前她的眼窩已經太淺了。

我的老闆艾瑞克，是位義眼師，在他的診所，他只做義眼。眼眶及耳鼻皮膚這一部分的工作，是屬於顏面小肢修復師。倘若義眼師沒接受過顏面小肢的訓練，這一部分便會協調其它診所的顏面小肢修復師來執行。而我因為不只上過顏面修復課程，也在大醫院實習過，對做顏面有相當大的興趣，那時我在他的診所實習快兩年了，艾瑞克便把喬恩交給了我。在喬恩之前，除了義眼，我做過幾次不是很難的義耳。這時的我，經驗不多，不懂什麼是侷限，只知道看著喬恩之前的照片和她現在這張破碎臉孔，我告訴自己，無論花多少心血、時間，都要還給她一張少女的臉。

蓋在喬恩右邊臉上的皮膚，因為移植自大腿，白黃的色調與她左邊較粉紅的臉色有明顯色差。之前我曾為一名失去右耳的病人做了只幾可亂真的耳朵，這耳朵不僅瞞過了他兒子，護理師還曾將耳溫槍伸進義耳裡。他非常滿意這只耳朵，但懊惱當初應該要讓我將他臉上的大腿皮膚多遮蓋一點，因為後來他引來側目的，不是義耳，而是臉上不同色調的皮膚。通常對於臉上的人造皮膚，顏面修復師不會做得太大，只要能遮住受毀的部位即可。但由於上述這位義耳病人的經驗，我告訴喬恩及她爸爸，我的計畫是做一片大而超薄的矽膠皮膚來遮住她臉上的大腿皮膚，好讓她的臉色能夠不突兀。

沒想到著手塑造她的眼眶及周邊的皮膚後，我很快了解到，喬恩術後的限制比我預計的難纏多了。車禍後喬恩右臉上半的骨架失去太多，大腿移植過來的皮膚，在缺乏骨骼及韌帶的支撐下，也只能大角度地往耳朵方向斜過去。我原本計畫中要做的「大又薄的皮膚」因此無法成真，因為她缺的是張有點厚度的皮膚來補足她被削掉的臉頰。一個人只有左右兩側臉的對應結構一致後，雙眼眼光的直視角度才會一致，所以幫她補充失去的右臉是修復的第一步。偏偏，喬恩還有復元後眼窩不夠深的前提得考慮。以她目前臉部的現況，要是我做一片從頭到尾一樣厚度（薄）的皮膚和眼眶，那麼她眼光的直視角度將完全失真，會往右斜方看去；但倘若我正確地調整她眼睛的位置以及直視的方向，她不夠深的眼窩將讓她的義眼比左眼至少突出一公分。

儘管這張第一階段的人工蠟質模型沒能如我所願的輕薄，我還是決定禮貌性地先邀請喬恩和爸爸進來看。沒料到他看了一眼後就對著我大吼：「這什麼鬼東西啊？看得出來妳想幹嘛，但是……」他轉頭對著門外喊：「你們可不可以找個真的會做的人來做？」頓時，擺在桌上那張鮮粉紅色尚在雕塑階段的蠟質模型突然也似在嘲笑我，怎可能期望從沒接觸過這製作過程，尤其是身為父母的人，會接受這張還只是粗胚的蠟模？我很能體會他的怒氣，「妳打算把我女兒弄成怪物嗎？」

身為專業義眼師和顏面小肢修復師，我們早已學會不要將病患和家屬的第一反應當作是針對個人的攻擊。也許這與他們想像中的有很大的落差，或許錯也在我，是第一次我的說明，將他們的期望值提得太高。不過通常，成品其實沒有他們認為的糟。病人與家屬當然想要一張看不出異常的臉，搭配一顆炯炯有神的眼睛。而這張才在第一階段的蠟模（尚未轉成矽膠皮膚），還沒正確擺到他女兒臉上，未經轉模、調整、修飾，還很「原始」，當然顯示不出效果。

所幸，我還有人可諮詢，就是我的老闆，艾瑞克。之前，每當有病人不滿意他的成品時，他都會喚我進去，當著患者面前問我的意見。我總是很誠實地回答他的疑問，有時我同意病人的看法，覺得瞳孔顏色的確有點偏，或者目光不夠居中；但有時我也認同那只是患者的偏執。我盡量提供建設性的建議，讓艾瑞克能夠修改，或是讓病患放下成

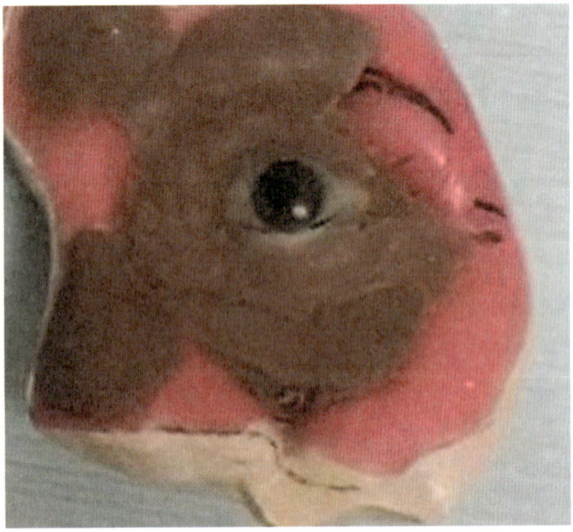

這是雕塑階段的蠟質模型。

見。所以這時，我也將艾瑞克請了進來。

我在做喬恩的這份作品時，就有一邊跟艾瑞克解釋我的每一個用意，所以他很清楚我塑造時的企圖，以及此企圖心下無法克服的障礙。他明白點了出來，再一次替我跟喬恩的爸爸解釋為何成品不得不如此厚重。經過第三者的溝通，喬恩的爸爸心平氣和多了。於是我們四人花了一些時間討論，決定最好的做法，就是請他們回頭找喬恩的外科醫師，看能否幫她重建一個較深的眼窩。

幾個月過去了，一直沒有喬恩的消息，儘管上次的小衝突之後，我們達成了共識，但不知道他們是否真心信任我。還好有一天喬恩的爸爸忽然打來電話再約一個時間，看著這個門診，當時還是學徒的我仍有點緊張，擔心他依然有不實在的期望，是我做不出來的。

所幸，這一次，他們相當理性。原來外科醫師表示無法重建眼窩，他們因此將期望值降低很多，同意為了讓矽膠皮膚維持輕薄，不必考慮遮住腿上移植過來的皮膚，也不要執著於兩側臉的對應結構一定要一致。這回，只要著重義眼，以及眼眶四周。

之前的問題依然存在，儘管這次只需照顧到義眼及眼眶，但是不夠深的眼窩，仍會讓她的義眼突出在外頭。我開始擔心，喬恩車禍術後的限制，恐怕連要做出一雙對稱的眼睛都是極大挑戰。後來在參加一次顏面小肢修復師的研討會時，我的想法得到了肯定的答案。這些從事臉部修復行業幾十年的資深整形師都斬釘截鐵地說，沒有夠深的眼窩，就是無法做出好的眼眶。

這種結論真令人氣餒，表示無論我如何想要克服喬恩車禍後的「後天失調」，經驗豐富的修復師是一致地表示不可能。但當時初生之犢的我一心想讓喬恩恢復正常生活，在幾經思考後，覺得我還有一個法寶。那些參加研討會的人固然是修復師中的翹楚，但他們都不是義眼師。也許，我可以靠我在義眼方面的長處，來彌補整形方面的不足。

義眼界曾有位本身也是配鏡師的義眼師，一直在推廣光學美容的理論，他鼓勵義眼師以義眼外的東西——眼鏡，來拯救無可救藥的情況。譬如，他舉例，眼瞼下垂是失去眼睛的患者經常遇到的後遺症，通常，我們可以靠調整義眼的形狀來矯正這種下垂。可是，也有情況糟到無法改善的，這時，這位配鏡師就建議以外在鏡片來讓透過鏡片看他眼睛的人，能藉由光學角度看到一顆正常的眼睛。

只是這套光學美容的理論未能普及，因為通常驗光醫師、配鏡師不會是義眼師，義眼師也不夠了解光學，沒權利開眼鏡處方。驗光師、配鏡師的訓練是透過鏡片幫助有視力的人改善視力，而從沒想過要從鏡片的另一面來幫助失去眼睛的人調整別人看他眼睛的位置。

這位配鏡師為了提倡這套理論，曾在研討會中展示他設計的配置，得到的反應褒貶參半。我在接手喬恩的病例時特別去參加一場這樣的說明會，希望能更了解這概念。喬恩的左眼本來就近視，對於失去一個眼睛的人，我們通常建議他們把眼鏡左右都配成同個度數，好讓眼鏡看起來平衡些。而這次，雙眼看起來的一致要比眼鏡的對稱更重要。

過去幾年中，我很少有病人需要利用鏡片的折射來做出外觀的改善。但在那少數的幾次，儘管我費盡唇舌跟病人解釋這樣的光學概念，請他們跟驗光師講解可能性，看我們是否可以合作為他們配一副有此作用的眼鏡，但這建議從沒得到任何驗光師的回應。所以我知道，這回我若要嘗試這方法，一定得主動出擊。

剛好我媽媽有位朋友的孩子和我在同個城市工作，而他正好就是位驗光師，雖然我和這位韓醫師只見過一次面，不算太熟，但那唯一一次的交談，讓我有把握他一定肯和我一起試驗光學矯正的概念。我先打了電話跟他說明喬恩病例的困難點和我已做過但失敗的嘗試，他仔細聽我解釋後，當場同意這方法值得一試，只是並沒多大把握。

喬恩配眼鏡的那天，我把尚未全部完工的眼眶、眼睛帶到驗光師那邊，由我將眼眶義眼壓在她右眼的位置，讓韓醫師找出最適合的度數來。調整喬恩鏡片後義眼位置的難處在於，如果只是想將義眼移高、移低、移左、移右，都不會太難做到。偏偏因為是她的眼窩不夠深，我們想達到的效果，是要讓眼睛看起來往後（深度）移進去一公分，這需要很高度數的鏡片。在試了又試後，終於找到令我們三人都滿意的效果了。要讓右眼看起來和左眼位於同一平面上，要一千八百度的鏡片。

遺憾的是，在韓醫師和我協調做好成品後，新問題出現了。為了讓一千八百度數後的眼睛看起來和正常那眼一樣，我必須把義眼的尺寸做得超大又偏斜，但這樣一來，拿掉眼鏡後的雙眼看起來會有說不出的怪異。而兩眼鏡片厚薄的離譜差距，也引來了太多陌生人的側目，結果反而惹來更多人看她的眼睛。所以這個花了我們很多心血的嘗試又宣告失敗。

繞了一大圈，看起來我似乎又回到了原點，只有做出一片極薄的義眼才是終極答案。不過其實還是有所不同的。在多次失敗的嘗試後，現在我能夠由結果往前推想，得以分毫不差地執行我該做的，知道如何給喬恩一只最適合的眼睛。

這次我的策略是要製造一片比上次更薄的義眼，這只義眼不會有一般義眼的曲度，但可以讓喬恩鼻樑這邊眼角的皮膚一直到中間的角膜緣維持在同一平面。然後在眼珠子的地方，我會讓虹膜有點突出，這樣便能提供給她正確的直視角度。為了確保這點，我精準為她印了模，仔細執行每個前導計畫，因此這片義眼完成時，最薄的地方幾乎只有○・二五公釐。

我謹慎精細地做了矽膠眼眶，鑲入超薄義眼後效果完全符合我的設計，矽膠皮膚完美地將粉紅的臉色和較泛黃的大腿移植皮膚相稱地交融在一起。我將矽膠膚色調得稍微淺些，這樣假如還需要補色，要在淺色加上顏色，比要從深色改成淺色容易多了。

從接手喬恩這位病人後，這是一年多來我第一次在門診前就有把握我已準備妥當，甚至期待她的快點到來。我想像自己將這鑲好義眼的眼眶黏貼到她臉上，相信這一次將完美無缺。兩週半前的那天我把裝置她眼眶義眼的所有道具放在推車上，心急地等待她和爸爸的出現。沒想到，他們卻爽約。

然後我天天去看門診表。等了幾天，終於，我又看到她約了今天下午的門診。即使今天是週五，門診全滿，但我有把握能在屬於她的時間內就把眼眶義眼黏放到她臉上，讓她和爸爸滿意帶著開心的笑容走出診所。

喬恩卻在那天上午死了。

她爸爸打電話來時，我正在看另一個病人。等我走回工作室，我們的助理用一種我無法解讀的表情看著我說：「璟嵐，妳要不要先坐下？」那時我站在工作台旁，不解地問她：「什麼事？」她回我：「喬恩今天早上走了。」

病人過世，在我們診所並不少見，有些人是因為老了，更多人是因為多年的疾病。對於癌症病人，我們總是有心理準備，癌症復發、轉移，或者嚴重的感染，這我們都可以理解。但，喬恩，怎麼走了呢？原來，在車禍前，喬恩是位十分健康的女孩。車禍毀掉她四分之一張臉，也讓她的人生孤立起來。她不再運動，幾乎足不出戶的她在家以食物彌補失去的一切，這讓她在短時間內體重爆表，心臟負荷過大，也有了睡眠呼吸中止症。這天早上，她沒起床。爸爸敲了幾次門，都喚不醒她，以為她熟睡。一直到快中午，他忍不住進房察看，才發現她已沒了呼吸。

她，才十八歲。

我看著還擺在推車裡的成品，這幾個月來為了做好她的眼眶和義眼遇到的挫折、所有的糾結、多少小時的設計，試了又試，畫面一一閃過眼前。成果終於擺在這裡，卻看不到期盼中她與爸爸的笑容了。

接著助理又說了一句話：「他要來取這份義眼，讓她帶走。」

喬恩的門診時間前，我還有一個病人。他一定不知道為何他剛剛走進診間時，診所的氣氛是那麼的愉悅，而剎那間，情緒就變了。我竭盡所能帶著微笑為他服務，只是內心的悲傷，是掩藏不住的。

在屬於喬恩的門診時間時，我坐下來，拿起了可說是已經完成的，鑲好她義眼的眼眶。我覺得我欠所有參與過她病例的人一份完美的作品。我的病人不會再出現，我門診室只剩她一張有真人的臉那麼大張，色澤卻失真的照片，以及我對她膚色的記憶。我的工作，一直就是再創最有生命感的五官，可是通常在慢慢塑造的過程中，我手中握的，對我而言，始終只是一片矽膠皮。但今天不同，喬恩走了，這份作品感覺像是她的一部分，她用眼睛在看我。

我拿起了畫筆，慢慢為矽膠皮做最後的調整。通常剛從模子取下來的矽膠感覺會像太過漂亮的皮膚，要等到我為它塗上影子、紋路、不太一致的顏色，讓它不夠完美後，看起來才會像真實的皮膚。而在我把美容院買來的睫毛也黏上去，再修剪成不那麼長又捲後，這只眼睛看起來就像可以對我眨眼。我永遠都無法知道這只眼睛放上喬恩的臉會是什麼效果了，但在我將它擺到那張真人大小的照片上時，看起來和她的臉融為一體。

終於，我為她做出最真的眼睛、眼眶和皮膚了，卻是要和她一起下葬。家人會為她戴上這眼眶眼睛，還是就放在小盒子裡讓她帶走？我不敢想像，如果我從這顆眼睛中彷彿看到了她的生命，她家人看到後，會是怎樣的一個反應呢？

不久後，她爸爸來了。我將剛從烤箱中拿出來還熱熱的眼眶義眼，小心翼翼地裝進透明塑膠袋裡，怕弄壞了脆弱的睫毛。附上比需要還多的膠水，雖然我明知她最多只需要一次的分量。我把所有東西擺進一個沒有封口的牛皮紙袋中。

「我不要看。」他突然這樣打斷正要開口的我。

在剛滿十八歲沒幾天，喬恩第一次單獨來到診所。平均而言，大約四次門診，我就能為一名病人完成一只義眼。若是眼眶義眼，大約是六到八次。但因為喬恩的特殊情況，加上那時我還是學徒，沒有豐富的經驗，又求好心切想做給她一張最真實美麗的臉，結果是嘗試各種做法快一年了，還未能為她找出解方。那天我們診所有個大學工讀生，我剛跟他解釋完喬恩這病例為何難纏，也希望這次門診能至少替喬恩做出第一只有希望成功的眼睛。喬恩那天顯得很開心，說她已經成年，可以自己開出人生中第一張有效的個人支票（在美國還有相當多人使用個人支票在付帳），他們兩個就聊起來了。我邊畫眼睛，邊聽著他們兩人的對話。車禍後就一直在家自學的喬恩說自己已被大學錄取，相當期待暑假後戴著這張嶄新的臉去開啟她的新階段生活。我的工讀生問她：「妳打算讀什麼科系？」她毫不疑遲地回答：「生物工程。」

我和我的工讀生也都是生物工程系的。「為什麼？」我抬起頭問她。

她指著自己的臉說：「為我的身體。」

然後又加上一句：「也為成為修復師這行業的一員。」

我們再也等不到她了。

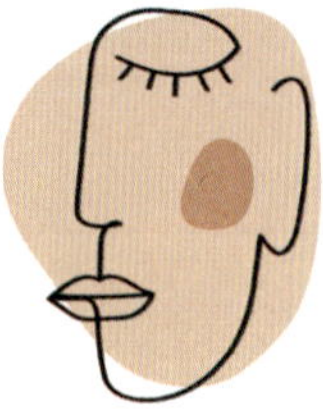

10 義鼻——林肯總統的鼻子

基底細胞癌（basal cell carcinoma）

搬到賭城從我老闆艾瑞克手中買下診所後，沒想到就遇到新冠疫情了。疫情剛開始流行期間，大多數的美國人都排斥戴口罩，他們認為得病的人才戴口罩，或者高喊：「我有得病的自由，我有死的自由。」不過有一小群人，倒是蠻高興有理由天天戴口罩了，就是像我接下來這門診的病人萊恩一樣，是需要或者已有義鼻的病人。在動過切除手術但還沒配上義鼻前，能用口罩將部分殘缺的鼻子遮蓋起來，對他們而言簡直是天上掉下來的禮物。而已有義鼻的人，多了一層口罩，就彷彿穿上了衣服再出門，讓他們別有安全感，能更融入群體。政府的口罩命令一下，他們出門不再感覺自己和別人有所不同；連在室內都需要戴口罩的規定，更令他們舒服自在，可以將專注力全心放在工作、購物、上課等等之上。

失去耳朵、鼻子的原因和眼睛一樣，天生的缺陷、意外、戰爭的發生，以及後天疾病的攻擊。後天疾病中，毒辣的陽光又是個極令人畏懼的殺手。到我診所來做義鼻和義耳的，以因為皮膚癌而切除鼻子、耳朵的病人為大宗。全球暖化，長時間的日曬，紫外線的傷害，是造成皮膚癌最大的兇手。

皮膚，是人體最大的器官，因此，在美國，皮膚癌是最常見的癌症。事實上，每四個白人美國人，就有一人在一生中可能得到皮膚癌，其中男性白人的比例又更高些，這可能跟膚色以及對陽光的喜愛相關。黑色素是人體為了抵抗紫外線的傷害，而自動產生的化學物質。黑色素細胞位於皮膚的基底層，當皮膚被紫外線照射時，這些細胞就會產生黑色素，將它送到角質層來吸收紫外線，以阻礙紫外線傷害到深層皮膚。顏色越淺的膚色，表示所分泌的黑色素越少，對陽光的保護力也就越少。

因此，白種人得到皮膚癌的比例，比其他膚色種族的人高。同樣地，曬不黑的人，比一曬就黑的人，得皮膚癌的比例也稍高。但當然，這都只是就比例而言，黃種人、黑種人、稍曬就黑的人，依舊有不少人得到皮膚癌。所以，不管是天生白、天生黑，曬得黑、曬不黑，一個人若需長時間處於戶外，防曬工夫就不可少。除了擦防曬油外，撐傘、戴帽子、穿長袖長褲、戴太陽眼鏡，甚至是留點頭髮，都是防曬的好方法。據統計，男生得到耳朵皮膚癌的比例比女生高出約三倍，就是因為大多數女生的耳朵都有頭髮在保護。

在皮膚癌中，排行榜的前三名是：**基底細胞癌、鱗狀細胞癌（squamous cell carcinoma）和黑色素瘤（melanoma）**。我的義鼻病人中，也以得到基底細胞癌的中、老年人居多，其中，男性又比女性多一些，這或許是由於男生自認較酷、陽剛不怕黑，所以防曬做得沒有女生徹底的緣故。基底細胞癌顧名思義，就是由皮膚的基底細胞發育異常演變而來，容易發生在經常曝曬於陽光下的部位，譬如頭部、臉部、頸部和手臂。而長在臉部的，又以被稱為危險三角洲的兩眼之間和鼻樑為最多。

這幾年，基底細胞癌因為澳洲著名影星，在 X 戰警（X-Men）中飾演金鋼狼的休·傑克曼（Hugh Jackman）而得到了大眾的關注。傑克曼在二〇一三年首度發現鼻子上長了小腫瘤，確認是得到了基底細胞癌。幸運的，這是一種相對而言較溫和的惡性腫瘤，不易轉移，只要提早切除，幾乎不會影響到性命。偏偏，它也是一種很容易一長再長的皮膚癌。從二〇一三到二〇二三年底，傑克曼八度遭到基底細胞癌的攻擊，而且從鼻子到肩膀、手臂都曾出現症狀。所幸因為經驗豐富，也定期到皮膚科醫師那邊報到，每次總能提早發現，及時摘除，沒有影響到他帥氣的外觀。

但是，並不是所有人都能如金鋼狼那般警覺，能在初發時期就發現；也有些人即使已經及時摘除，但是一再地復發與切除，使得缺損越來越大。而且倘若得的是鱗狀細胞癌或者黑色素瘤，這兩種癌症就更加兇猛且具攻擊性了。沒有及時摘除的基底細胞癌，會慢慢往旁邊、往底下生長，通常長得有點大了，病人才會有所知覺，等到真正去看醫師時，經常已經對旁邊或下方的骨頭造成損傷，這時要切除的範圍就需要加大。得過基底細胞癌的病人，非常容易復發，我的病人之中，有些是義鼻才做了一半，發現癌症復發，只好先停下來，等待治療後再回來重做。

這門診病人萊恩得的，正是基底細胞癌。

他走進我診所時，六呎四吋的身高，站在我和助手蘇菲亞——兩個不到五呎三吋的女生——旁邊，還真讓我們備感壓力。我們自動倒退三步，才能好好看著他的眼睛說話。可能很清楚自己帶給矮個子的感受，「別擔心，我只是個子高，不像妳們是智商高。」看我們笑了出來，他立刻也笑哈哈地補充說：「以前我老爸常說，『上帝造海，荷人造陸。我們荷蘭人得長這麼高，不然就被淹死了。』」

不知是不是民族性使然，我的病人雖然都是需要修補臉上的各種缺陷，但大多正面、樂觀、獨立地來面對自己的問題。我讓萊恩把口罩取下來，他鼻尖及大部分底座處都被切掉了，留下了一個不小的黑洞，目前他以紗布和ＯＫ繃罩著，用來吸收濕氣，當然也要留個小縫隙，以保持呼吸順暢。摘除基底細胞癌後留下這樣的洞，顯然是沒能及時發現，拖了一大陣子才開刀的。

我問他：「你有聽過皮膚癌的ＡＢＣＤＥ自我檢測法嗎？」（詳細說明請第一百五十四頁的小教室）

「之前從來沒有人教我這個檢測法，不過說真的，就算以前真的有人告訴我這什麼ＡＢＣＤＥ，我也不會理會。」萊恩講起自己的情況，小小的激動了起來：「我老爸從荷蘭移民到賭城，我從小就在這裡長大，對大太陽很習慣。我是個蓋房子的工人，整天在陽光下工作。長袖、長褲我會穿，但是臉，除了戴頂帽子，做得到時，加個太陽眼鏡，還能怎樣呢？以前我老婆會叫我塗防曬油，我了不起上工前擦次防曬油，真的拿著工具了，手髒兮兮，誰還有空去補防曬油啊？」

我想，他說的，是大多數勞工者的心聲。

他繼續有點大聲說著：「一開始也不過就是鼻上有個小小的**帶點透明和粉紅的點**[1]，我也不以為意，哪個大男人會在乎臉上一個小點點呢？又不是年輕美眉。」他大剌剌地講著，好像那是小事一件。「沒想到，那個小點點很久都不消失，還長成了有點大的腫塊，我太太一直催我去看皮膚科醫師，說拿點有效的藥來擦。哪知不看沒事，一檢查，竟是個癌，基底細胞癌。」

不是不看沒事，是不知道有事，我心裡回他。

「得了這個癌後，我老婆要我辭掉工地的工作。還好我還有個變魔術的本事，魔術師的工作地點是烏漆抹黑的舞台，這下我應該可以遠離陽光了吧。」

註

[1] 基底細胞癌呈現在在白人膚色上的點，經常會呈半透明狀，類似珍珠白或粉紅色。在黃種或黑種人的棕、黑膚色上，這個點可能會是泛光的棕色或亮黑色的。

「魔術師！？」我在賭城四、五年了，這還是第一次遇到一位魔術師。

「變魔術是我的興趣，」提到魔術，萊恩馬上眉飛色舞了起來：「以前我有個鄰居是位在小劇場演出的魔術師，我小時候，他經常用魔術逗我。後來，他便開始告訴我是怎麼變的，沒事時還會帶我練習，我覺得很好玩，也學得不錯，常在學校、社團表演。幾年前，他退休了，就把道具都送給我，還推薦我去他的小劇場每週固定演出兩晚。我就這樣成了半個魔術師。」

「大家都討厭這疫情，為生活帶來不便，之前小劇場也停止營業，客人都不能上門，還好現在又開了。但說實在，若不是拜這疫情之賜，要大家戴口罩，我這樣子怎麼上台？所以啊，疫情對我是有得有失。得了基底細胞癌後，我當機立斷辭掉原有工作，接受手術。能保有這魔術師的工作，雖然一週只有兩晚，卻也讓我生活持續有重心。」

因為鼻子不像耳朵或眼睛是成雙的，所以通常在訂門診時間時，我就會請病人帶兩張盡量清楚的大頭照來，一張正面，一張側面，以能為病人做出與之前最接近的鼻子。但不知是什麼我無法理解的原因，不管來看我時已經幾歲了，很多病人都會帶著年代久遠，難以與日前的他們辨認在一起的年輕照片來。萊恩也不例外，他從口袋拿出兩張照片，第一張是他年輕時仿照嬉皮風格留下來的酷照：垂肩的長髮、花花的頭帶、上窄下寬的喇叭褲；另一張，我一看，居然是從南達科他州總統山拍下來的林肯總統側面照？

「嗯……」如果用漫畫表現，我現在頭上兩邊應該掛滿大大小小的問號吧。

萊恩不等我發問，自己就解釋起來了：「是這樣的，因為我的身高，以及變魔術時我總戴著高帽子、穿著黑西裝，有一天，我太太腦袋忽然冒出個燈泡，跟我說，你變魔術時，要不要乾脆就打扮成林肯總統的樣子？」

「這是個很有趣的建議，我身高剛好與林肯總統一樣，髮型也容易模仿，只是我原來的鼻子有點塌，是美中不足的缺點。沒想到，我鼻子就長了基底細胞癌，被切除掉部分。我在想，既然需要義鼻，可不可以從壞事中變些好事出來，看妳能否幫我做個林肯的鼻子？這樣以後可以脫下口罩時，也許我就可以以林肯總統的造型上台了。」

林肯總統的鼻子！

這還是我第一次接到這樣的使命。

我一邊為萊恩印模，一邊想著為他雕塑林肯鼻子的可行性。因為萊恩的臉型和林肯總統相似，也是屬於瘦長型的，只是雙頰沒那麼削瘦，眼窩也沒那麼深。我跟他討論後，答應在比例允許下，盡我所能為他雕塑一個類似林肯總統的鼻子。

為病人做鼻子，是一個變數比較多的項目。義眼、義耳，多數人都選擇做得和另一邊相同。但鼻子不同，選項較多（請參看第一百五十六頁之製作義鼻的技巧）。倘若是選項中的第一種或是第四種狀況，有留下原來自己的或親戚鼻子的模型，那麼這個步驟就相對簡單。若是選項中的第二、三種情形，就像現在萊恩的要求，我便會獨自在工作室，對著林肯總統的照片，雕塑出適合萊恩臉型、五官的蠟質林肯總統的鼻子來。由於真正義鼻的材料是液體矽膠，固化後不似義眼的壓克力材質容易修改，所以我通常在雕塑蠟質鼻子這步驟會花稍長時間，甚至用到兩、三次門診，來確保製造出來的義鼻合乎病人期望，戴上後能百分之百吻合，逼真舒適。

在試戴／雕塑蠟鼻的門診時，我也同時紀錄下了萊恩眼窩、雙頰、人中的膚色，因此轉模、用液體矽膠做鼻子的這個過程，我並不需要萊恩來診所。這環節需要蠻長時間層層調色堆疊上去，而不到矽膠固化後，又看不出成果，我大都是一個人在診所慢慢完成這步驟的。

每個人的膚色都不一樣，臉上某些部位可能多些黑斑、雀斑或色斑，鼻子並非從頭到尾是同一顏色，鼻孔內的暗度也要調整。因此為義鼻做出生命顏色，是一門需要經驗的學問。一只義鼻的最終顏色，是經由兩種方法營造出來的，加進液體矽膠裡的是內在顏色，而之後還需要做外部修色才能大功告成。外部上色是在最後一次門診戴上義鼻後，在病患前面，再一次比照他們的臉色將鼻子修飾得與全臉的膚質膚色更加相稱。

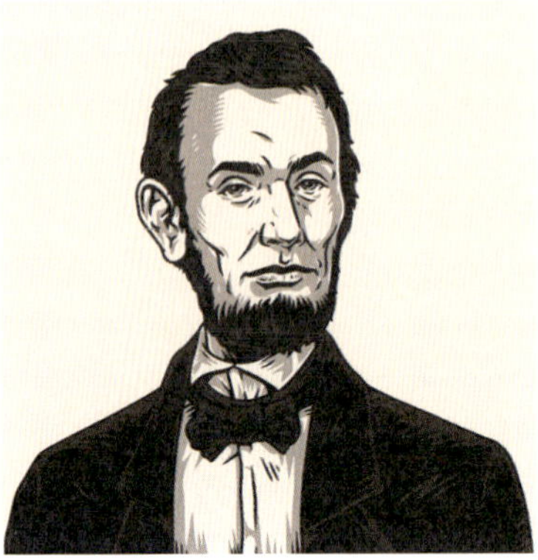

將義小肢放到臉上，有四種不同的固定法，請參閱第一百五十八頁的說明。義鼻的固定較少採用植入性的固定法，因為這附近鼻竇很多，不容易找到完全安全

放置植入物的骨頭，再加上我的義鼻病人多是因為癌症切除鼻子，許多人都做了放射線或者化學治療，骨頭不夠堅固，所以通常建議是以特製膠水每天將鼻子黏上去的居多。鼻子居於臉的正中央，義鼻與旁邊皮膚的契合度，一定要做得精密吻合，不能讓病人講話或運動時，鼻子跟著臉部的動作轉動。

義鼻完成後，萊恩相當滿意。幾個月過去，口罩禁令不再，一天，他來赴例行性的複診。門一開，走進了……林肯總統！高高的額頭、捲捲的頭髮，加上落腮鬍。他身著燕尾服，白襯衫的領口上，紮了個蝴蝶領結。一看到我，他伸手將頭上那頂特高的黑色禮帽取下對我行了禮。我瞠目結舌，三秒鐘後才吐出了：「林肯總統，您好！」

他伸出手，我以為是要握手，沒想到他卻變出了兩朵玫瑰花以及兩張ＶＩＰ座位的秀票來送我。「妳好，我是萊恩．林肯，ＸＸ劇院的魔術師。特來邀請妳和蘇菲亞光臨我的劇場。」

三天後的晚上，我和蘇菲亞打扮得美美的，去欣賞他晚場的魔術表演。那是一個小小的劇場，和大衛魔術那種大型魔術不是同一等級的，票價也因而便宜很多，這是賭城為配合各種財力的客人而推出的不同選擇。在舞台的燈光下，自信的萊恩不慌不忙地說、學、逗、變，演出一套又一套的把戲。融入他的魔術時，有一陣子，我真的以為台上站著娛樂觀眾的，是林肯總統。

皮膚癌 ABCDE 檢測法

不是學醫的大眾，要如何及時發現皮膚癌呢？一九八五年，美國紐約醫院有幾位皮膚科的教授與醫師最先提出了**皮膚癌的ＡＢＣＤ檢測法**。針對皮膚上不明的痣、斑塊或者任何變化，大家如何有所警覺呢？

如果這新長出來的東西看起來有下列情形：

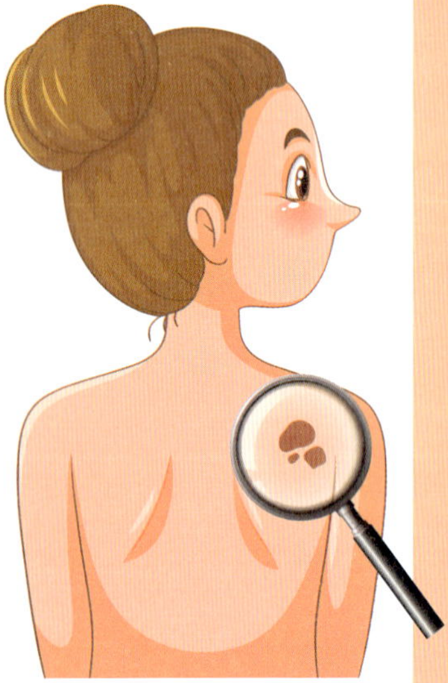

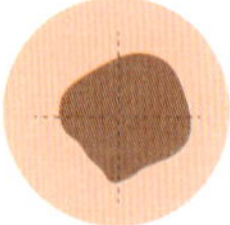	**A**	Asymmetry，不對稱。
	**B**	Border，邊緣看起來不平滑、不規則。
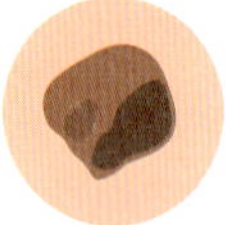	**C**	Color，顏色不均勻。

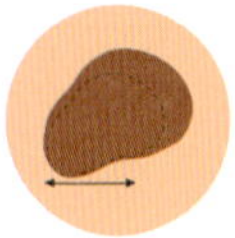

D

Diameter，大小，直徑超過了0.6公分。

那麼，自己就要提高警覺，早點尋求皮膚科醫師的診斷。

這方法施行了二十年後，同樣醫院的幾位醫師又在原方法上加入了第五點：

E

Evolving，隨著時間的變化。不管是變腫、變大、變形、變色，都需要特別注意。

就這樣，皮膚癌自我檢視的 ABCDE 成了很好記的方法。皮膚科醫師鼓勵大家經常裸身站在鏡子前面，以這五道標準，好好地將自己全身上下都看過一次。一觀察到有任何異樣，即使不痛不癢，也要趕緊求醫。

製作義鼻的技巧

為病人做鼻子，是一個變數比較多的項目。義眼、義耳，多數人都選擇做得和另一邊的一樣。但鼻子不同，選項較多：

一、倘若病患能在手術前來找我，而當時鼻子也還沒太變形的話，我可以先幫他拍照，甚至印模存著，那麼將來做出的鼻子，就會和他原來的一模一樣。

二、以病人清楚的正、側面照片幫他雕塑和之前一樣的義鼻。

三、參考專書，雕塑一個和他臉型、五官比例搭配的鼻子。

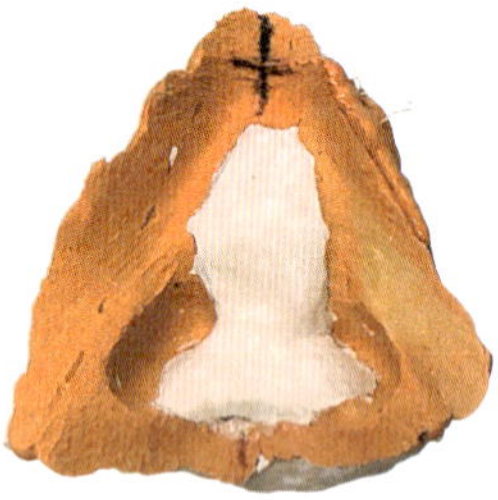

a

準備鑄模之前，為病人的鼻子印模（impression）。

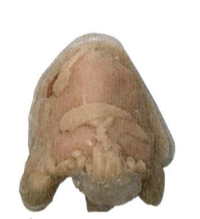

b1

一個矽膠製的可修正模型（fitting model）

這個可修正模型製作的目的，是要預測它的重量以及是否能夠黏附病人的皮膚，以及該保留多少邊緣。這個模型並不考慮皮膚色調，也不是要做得美觀。

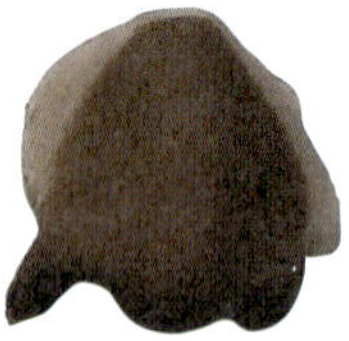

b2

以黏土製作的雕刻模型，黏土模型在雕刻時，外型就要做得美觀大方。這個模型在從模子取出時，有點變形紐曲，已經不是原來該有的形狀。

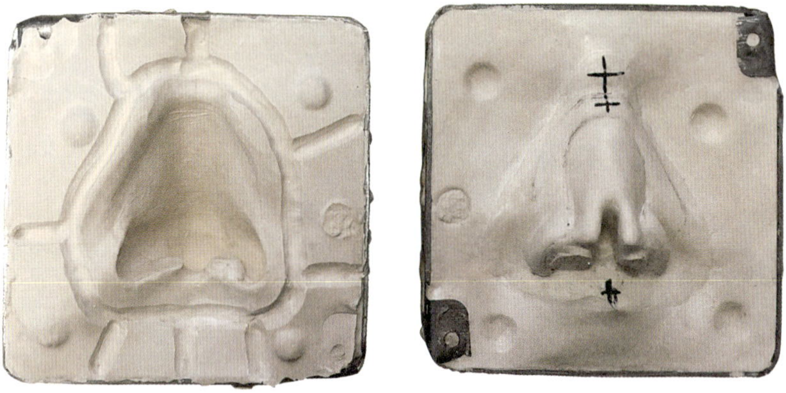

以蠟或黏土為基底而鑄成的石膏模，這個模，灌入矽膠，就可做成義鼻。

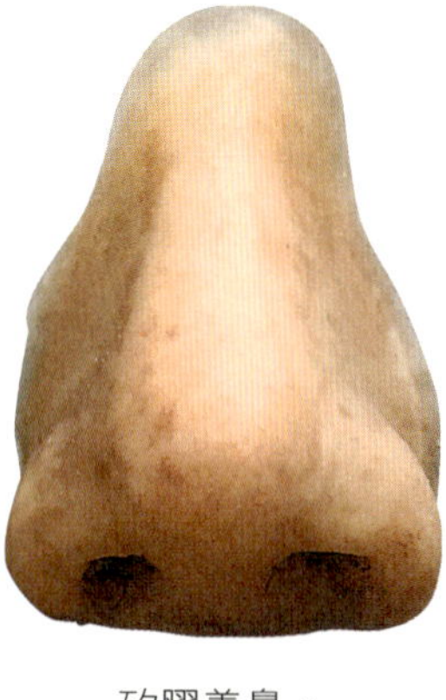

矽膠義鼻。

一般說來，製作義鼻的流程，與製作義耳、義眼的流程是相同的，不同只是它們是我們人體不同的器官，門診的步驟與義眼的門診大致相同，但比起義眼，製作顏面小肢的過程相對複雜許多，而且要花更多的時間及門診次數。

四、如果患者特別欣賞某個親戚或朋友的鼻子，而那人臉型和他接近，也願意進來接受印模的話，就可以做出他欣賞的義鼻來。

一個人，每天都會照鏡子，經常看到自己的鼻子，因此會有習慣認定的鼻型。顏面小肢修復師也不例外。剛出道時，一個顏面修復師做出來的義鼻，多少都有自己的鼻型在裡面。所以，找不同的修復師，做出來的眼睛、耳朵差別或許不大，但鼻子則可能會摻進修復師自己的認知。還好經過時間磨練、累積經驗後，修復師就會慢慢擺脫自己鼻子的影子了。

怎麼固定義小肢

把耳朵、鼻子、眼眶、皮膚等固定到臉上的方法有四種：

一、是以特製膠水黏上去。

二、是植入性固定法，包括使用磁鐵相吸原理固定上去，或者使用直型夾（bar and clip）的方式扣上去。

三、是依照病人需要小肢部位的解剖學構造，使小肢自然卡上去。

四、是機械式固定法，借助類似眼鏡或者鬆緊帶之類工具的力量，不過目前這種方法已經不常使用。

因為矽膠皮膚或器官需要每天拿下來清洗，第二種方法聽起來似乎較方便，可是前提是必須先透過前置手術，將必要的材料植進體內。然而，植入法的首要考慮是，病人的骨頭是否夠強健去支撐植入的材料，所以並非每位病人都能適用此方法，譬如，做過癌症放射醫療的病人，骨整合能力可能下降，骨頭無法與植進去的材料做完美結合，這樣將無法承受義小肢需要的支持力量；第二，許多已經經歷多次手術的病人，也許不想要再動任何手術；第三，這個前置手術雖小，但仍是多出來的一筆費用；第四，前置手術後必須等待幾週甚至幾個月才能裝上義小肢，很多病人並不想等待。因此，目前最廣泛使用的固定法，依然是使用膠水。

矽膠材質，尤其是膠水，很容易受外界溫度以及濕度的影響，像高溫悶濕的工作環境、抽菸的習慣、每天貼上拿下時的動作、使用的洗滌劑等等，建議是每年回診所做專業清潔一次，而大約三到五年就要更換新的。

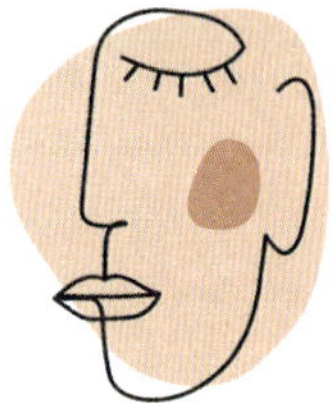

11 義耳——夢想成真的時刻

小耳症（microtia，或無耳症 anotia）

懷胎十月的過程，大部分爸媽都戰戰兢兢，期盼能生出個健康的娃娃。以前，華人甚至有懷孕時不能搬家、剪東西、釘釘子、任意移動家具以免生出有缺陷的寶寶等說法。當然，那都是在尚未能真正了解醫學前的迷信。不過，的確，在胎兒成長期間，有些天生沒能完全良好長成的身體部位，譬如前面第四章提過的小眼症（或無眼症），以及接下來這位客戶的小耳症（或無耳症），至今都不一定找得出原因。基因、環境、藥物等等，都可能影響胎兒的發育，但又不是絕對相干的關係。

伊莎貝拉是位膚色相當健美的拉丁裔女孩，她出生時臉部右側原該有耳朵的地方沒有耳朵，只有一點點的凸出物，也沒有和別人一樣有個耳道開口。因為生長在南美洲的鄉下，家裡經濟條件並不允許她做進一步的醫療，因此一直沒有去為右耳做任何診治。雖然右耳聽不見，但因為還有個可以依賴的左耳，語言學習、生活當然受到影響，也會不時因為聽不清楚得一問再問而遭到白眼，但還不至於太困難。十五歲開始她邊工作邊讀書，所幸努力得到老闆認同，沒有因為她比較差的聽力而刁難她。她從小一直留長髮，為的是能遮住右側的耳朵，偶爾有同學、朋友發現她不一樣的「右耳」，會問她為什麼，除了一句「天生就這樣」，她也不知能如何回答。

高中畢業後她留在原公司，幾年後業務拓展到北美，多年的工作經驗為她贏得了外派美國的機會。做了三年，有一天她為了公司相關產品在網上瀏覽，網頁跳到了《People》雜誌，一篇連結下一篇，她讀到了一篇訪問ＫＩＳＳ合唱團主唱保羅斯坦利（Paul Stanley）的文章。她越讀心跳越快，保羅斯坦利在訪談中提到，他天生就有耳朵的缺陷，右耳不但沒長成型，也沒有聽力，是所謂的「小耳症」患者。因為這樣，他遭到了嘲笑，一直沒有安全感。但他靠著左耳的聽力以及自學讀唇語的能力，撐過困難的青少年期。雖然他沒正式學過音樂，只有一耳的聽力也沒影響到他在音樂上的表現，二十幾歲時便在流行音樂界大放異彩。他說，驅動他努力想成功的動機，是想當面對那些曾奚落他的人說：「看，你們當初應該要對我好一點。」

那是伊莎貝拉第一次看到「小耳症」這正式名詞。下班回家後她馬上上網搜尋更多關於保羅・斯坦利的報導，發現保羅在三十歲時動了手術，不但在耳朵裡植入助聽器，醫師還以他的肋骨為他重建了耳朵。她激動得渾身顫抖，立即在網上打入「小耳症」一詞，原來像她生下來耳朵就比正常的小，而且明顯不太一樣的，有個專有醫學名詞叫小耳症。罹患小耳症的人，倘若聽力受限，可以借助骨導助聽器來幫助；而不成型的耳朵，也並非是無法挽救的。這些資訊為她的生命點亮了一盞燈。在公司提供有健康保險的前提下，她勇敢地拿起電話，為自己的耳朵約了平生第一個門診。

出生至今，二十幾年來從未為自己的症狀看過醫師的伊莎貝拉，來找我的兩個月前，終於帶著忐忑的心，踏進了美國醫院的耳鼻喉科。

耳鼻喉科醫師為伊莎貝拉做了一些檢查及測驗後，確定她是單純的單側小耳症，左耳聽力正常，右耳耳道閉鎖，醫師鼓勵她做外耳的重建，但並不建議她動開右耳耳道的手術。外耳重建能讓小耳症病患恢復「正常」顏面，對自信心的建立十分有幫助。但外耳道的重建牽涉到顏顱解剖組織、顏面神經走向、聽軟骨位置等，是個非常複雜的手術，通常要由十分有經驗的耳鼻喉專科醫師視情況來決定需不需要動這個刀。

外耳重建有採用自體肋軟骨、人工軟骨和使用矽膠義耳等三種選項，請參閱第一百七十三頁的說明。伊莎貝拉沒有考慮與保羅．斯坦利一樣使用自體肋軟骨，因為第一階段取出自己的肋骨時，必須住院幾天，而且傷口會腫脹疼痛，需要一、兩個月的復原期。間隔半年的兩次手術所需的時間與費用，都是她的考量。在經過審慎比較後，她認為矽膠義耳應該是現階段對她而言最簡單、花費最少、也最不影響工作生活的選擇。

於是，耳鼻喉科醫師為她開了做義耳的診斷書，讓她來找我。

人生第一次有了擁有右耳的機會，電話中的伊莎貝拉口氣十分興奮，我們聊了一陣，了解她大約的狀況後，我跟她要了耳鼻喉科醫師的電話，好和醫師討論為她做耳朵的細節。第一次門診那天，伊莎貝拉走了進來，可能因為缺了一只耳朵，沒辦法戴一般口罩，她的臉上綁著一條可以遮住口鼻的圍巾。雖然看不見她大半的臉，但她大大的眼睛閃著笑意和渴望，顯然對即將擁有新耳朵非常期盼。她來診所之前已經做足了功課，知道義耳是必須每天拿下來清洗的義肢，也知道可以使用膠水黏上去，或者用磁鐵、直型夾固定。她直覺認為用磁鐵應該是最方便戴取的方法。

磁鐵固定法對某些人的確是最方便的方法，伊莎貝拉還很年輕，骨骼強壯、厚度也夠，要植入義耳基座不是問題，但在她的案例，這卻不是最理想的方法。首先，伊莎貝拉之所以選擇義耳而非自體肋骨或者人工骨的方法，不需要開刀以及花時間等待，應該是她做這決定的極大因素。若此時她要使用磁鐵固定法，必須與外科醫師約一個單階段的手術去植入鈦合金基座，植入後，得等待大約十二週才可開始義耳的印模。順帶一提，相對於單階段手術的，是雙階段手術。倘若像有些病人的骨骼是接受過放射治療的，或者骨質疏鬆、強度不足等，就得使用雙階段的植入手術，那麼等待的時間就得拉長到十六週，甚至更久。通常病人的骨骼若不夠健康，醫師、顏面修復師便不會建議使用植入性固定法。但是有些病人可能對黏貼義耳的膠水嚴重過敏，或因身體的某些障礙及限制，每天使用膠水固定對他們而言是一大挑戰，這時就只好使用雙階段手術了。

除了磁鐵，用植入性固定法來裝上義耳的，還有直型夾的選擇。夾扣法一樣必須動小手術，將來戴取以及清潔的程序比磁鐵法稍微麻煩一點點。但使用磁鐵法的人，未來若身體需要做磁振造影檢查，埋入耳下的鈦合金基座並不會受電磁影響，但義耳這端因為有磁鐵，因此必須記得要將義耳拿下。不過現在為了更強有力地固定住義耳，有一種系統在病人的耳朵處植入的基台也不能進入磁振造影機器裡，必須在檢查前讓受過訓的特定人員使用專門的工具先移除底座處的基台，以確保整個過程基台不受感染。若使用這種新系統，在做磁振造影檢查前，便先要確認醫院有專人懂得如何移除，或者聯絡提供這種系統的公司派人過來協助。

等待，不是伊莎貝拉要的，還有另一個的因素，也不適合讓她使用磁鐵。有些小耳症患者的殘耳位置，不在正確耳朵該在的地方，所以對於義耳的安裝，反而成了一個阻礙。在那種情況下，就必須請外科醫師先移除他們的殘耳，移除之後，不管要用膠水或植入性固定法都可以。伊莎貝拉幸運的是，她的殘耳不管是形狀、位置或是大小都算尚可，將來我為她做的義耳，應該可以直接套在殘耳上，這時，殘耳就成了最佳的固定基座，只需要再借助一點膠水的力量來幫助穩固即可。

伊莎貝拉欣然接受我的說明。我先為她兩邊的耳朵都灌模，灌出來的右邊模型，能讓我能做出一個與她殘耳處全部吻合的耳座；而灌出來的左耳模型，則是外送給專職做

3D掃描／列印的公司，這公司能為我列印出與她完好的左耳左右相反的右耳模型。有了公司給我的具體右耳模型，我就能翻模做出試戴耳朵。

和義眼眶、義鼻一樣，義耳的材料是液體矽膠，同樣有固化後不容易修改的特性。因此雕塑試戴耳的過程相當繁複而且仔細，不管將來要以何種方法固定義耳，我都必須在這步驟中，將密合度、穩定度，左右耳高低、前後、角度的對稱性仔細塑好。多年前在學校上課時，只教了使用石蠟或者黏土來雕塑成試戴品的方法，但畢業後依我多年手作的經驗發覺，無法彎曲、沒有彈性的蠟質／黏土模型，其實並非是很好的試戴工具。為病人做五官，除了義眼是能牢牢放在眼眶裡不用擔心會掉出來外，義鼻、義耳、義眼眶的固定，一直是個比較棘手的挑戰，因為這些義小肢可能隨著臉部表情的變化而移動，試戴品有一點點瑕疵，之後做出來的作品可能就沒能那麼密合，那麼我就得重做一個。

還好在依莎貝拉這案例前，我有機緣做了指頭，因而接觸到高稠度固體矽膠，這是義指修復師用來做義指與殘指相接處的材料，它能讓義小肢的邊緣做得既輕薄，又耐得住每天的撕取與黏貼。於是在經過一段時間實驗高稠度矽膠後，我也將它用到臉部來，不管是拿來做試戴品或者真正的義耳，都能更有把握地掌控義小肢與皮膚黏合處的密合度，尤其是遇到像依莎貝拉這樣將來要靠殘耳固定義耳的情況，倘若使用蠟耳當試戴品，下方會非常不容易精準吻合殘耳。在認識高稠度矽膠這法寶後，從此我做出來的作品更加可靠，這是學習不同義小肢時之間相輔相成的好處。

伊莎貝拉在此時還提出了一個要求，問我是否可以在義耳的耳骨和耳垂上留幾個小洞，讓她實現戴耳環的美夢。她說以前一直羨慕同學不僅能戴叮叮噹噹的大耳環，甚至耳骨上也能配戴幾個小巧的耳骨耳環。現在她終於會有完整的雙耳，不必再害怕有人注視她耳朵了，問我義耳能否承受有點重量的垂墜耳環。若能的話，她馬上就要先去讓左耳打個耳洞，來等待她將會有的右耳。

原來，這對大部分女孩而言垂手可得的小確幸，竟然是伊莎貝拉二十幾年來的心願。我很高興能幫她達成這夢想，她的義耳將會完美地套在殘耳上，再借助膠水的力量，別說只是漂亮的耳環，戴眼鏡、口罩，都不是問題。我只需在塑型時標出耳洞處，等到義耳完成後，再在正確的地方用針扎出洞就行了。那時新冠疫情流行兩年多了，即使在美國，戴口罩已經是必須，但因為伊莎貝拉少了一只耳朵，她總是戴有兩條橡皮筋拉在頭上的 N95，或是拿一條薄圍巾遮住嘴鼻。我跟她說，有了義耳，她就可以戴一般的醫用口罩，會舒服些。而且賭城陽光那麼強，也可以戴上太陽眼鏡。

在為伊莎貝拉試戴／雕塑耳朵時，我也和之前為病人做義鼻一樣，會紀錄下她另一耳及旁邊皮膚的顏色，因此之後的翻模、以矽膠做耳朵的冗長程序，伊莎貝拉不必再到診所來。耳朵有十分複雜的造型、多變的空間層次、血管、軟骨、耳垂，而且因為伊莎貝拉有封閉性的耳道（也就是沒有一個開口），我在做耳朵的過程，還必須將顏色、光線做出來，以營造出有耳道開口的深度來。製作耳朵也是慢慢一層層將混了不同顏色的液體矽膠堆疊上去，並且仔細地做出透光感、調出微血管狀，或者看起來自然的色斑等等。一枚製作精良的義耳，不只是戴起來舒服，而且外表自然逼真，一般外人看不出是人工耳朵。

一般以膠水黏合義耳時，不能讓客人將來義耳與皮膚貼合處出現任何皺褶空隙。相反的，倘若是使用植入性固定法的病人，只要他們還有足夠的短髮遮掩，我通常會在義耳朵後面特意留出一點空隙，以增加透氣性，讓義耳戴起來更舒服。在雕塑與試戴過程時，伊莎貝拉興奮地告訴我，等有了義耳，她第一件事，就是要剪掉留了一輩子不變的長髮，因為從小到大，她不曾享受過擁有俏麗短髮與露耳的滋味。

大功告成前的最後一次門診，除了確保戴上義耳後的正確度與舒適度，我會再一次比照伊莎貝拉的臉色以及另一只耳朵來調整外部的上色。那天，伊莎貝拉打扮得十分精緻漂亮過來。戴上義耳，我仔細為她補色。義耳的內在顏色是跟著矽膠固化的，顏色較為穩定；但外在修飾上去的顏色會隨著義耳的天天清洗而緩慢淡掉。她走到鏡子前，特意將長髮撥開，生平第一次露出了完整的一對耳朵。她從小皮包中拿出了一副別緻的垂墜耳環，戴上。右邊，是一條連接耳骨與耳垂，有大海顏色的波浪細鍊；而搖曳在左耳垂的，是一條美麗的小美人魚。她洋溢著笑容，伸出右手摸摸自己的耳朵、耳環，眼神久久無法離開右耳。看到我也帶著微笑在看她，她說，從診所離開後，她就要去赴美容院的約，她已約好一位美髮造型師，要去剪生平頭一遭的，一頭俊俏的短髮。

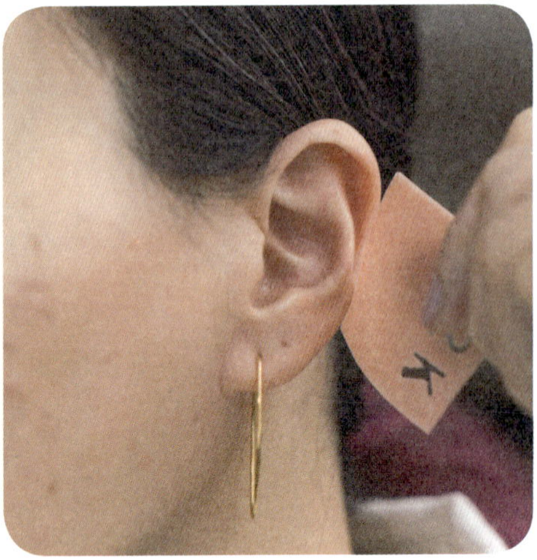

在製作義耳的過程中，
膚色的選擇
是非常重要的一環，
可以用皮膚色彩的樣本，
與病人耳朵的膚色相匹配，先挑出接近的顏色，
再開始調矽膠的顏色。

製作義耳時的調色過程

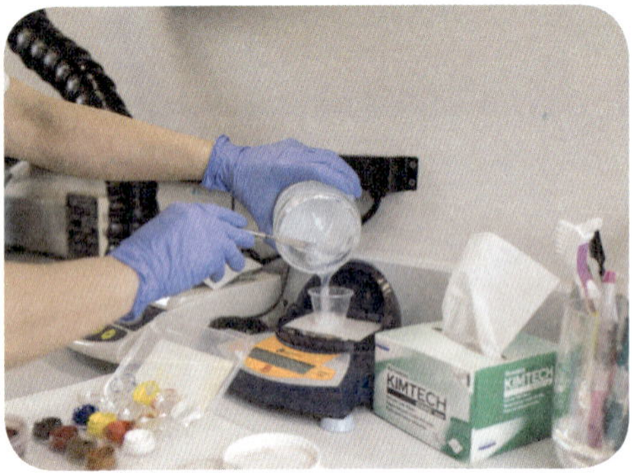

- 製作義耳的原料是透明的液體矽膠，首先需要先秤重量。

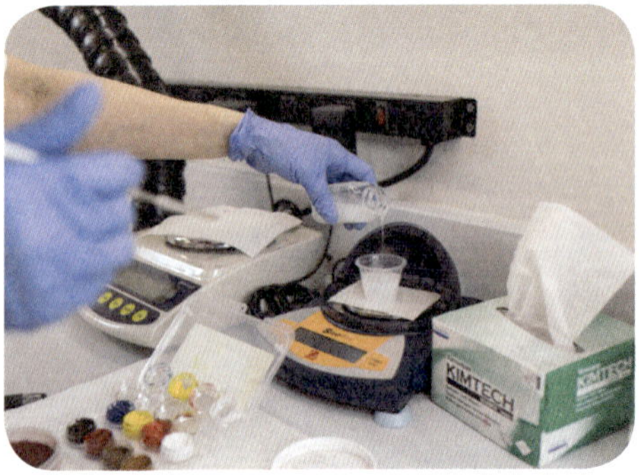

- 取得定量的液體矽膠後，加入催化劑（catalyst），兩者混合後，使其產生反應。

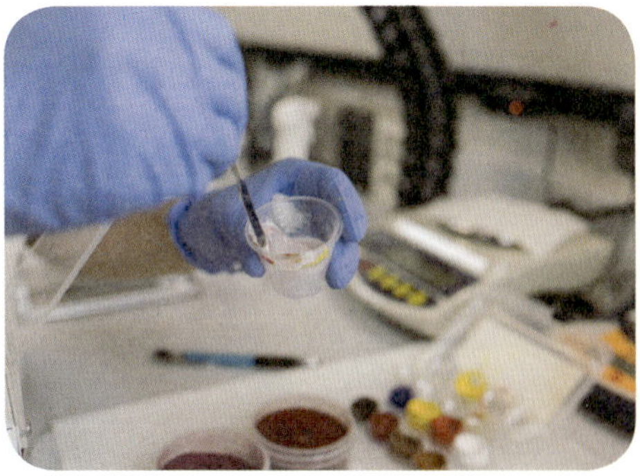

- 開始用顏料調入需要的膚色。

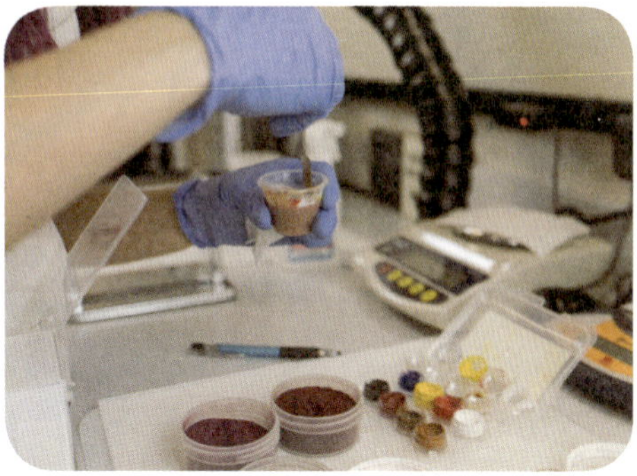

- 調到與病人皮膚接近的顏色。

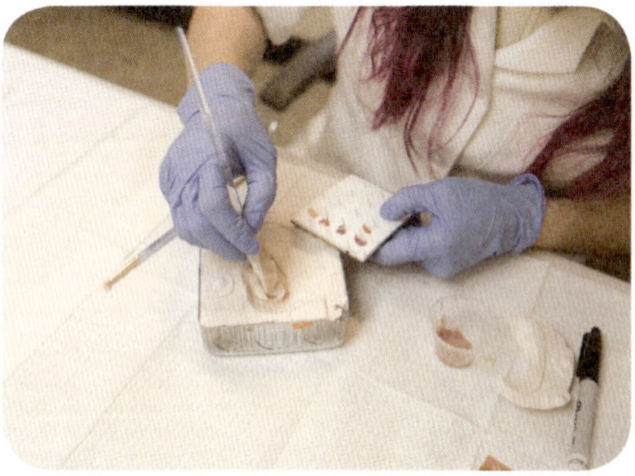

- 將矽膠，一層一層的調色，一層層的上到各個石膏模具上，使其固化，這將會使義耳最外層的膚色顯得更有層次感。

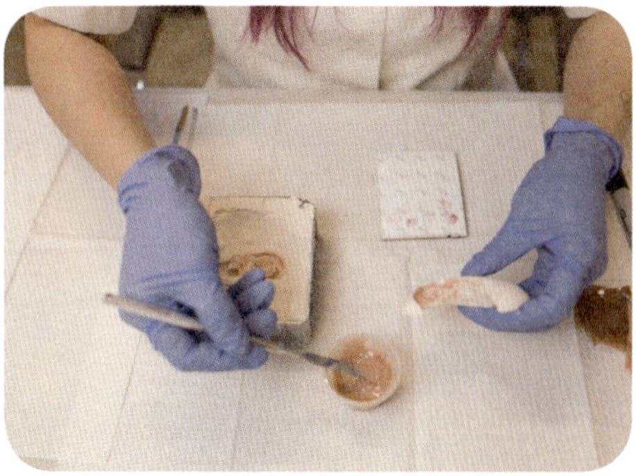

- 在將各個模具組合之前，先將底色調上到各個石膏模具上，使其固化。

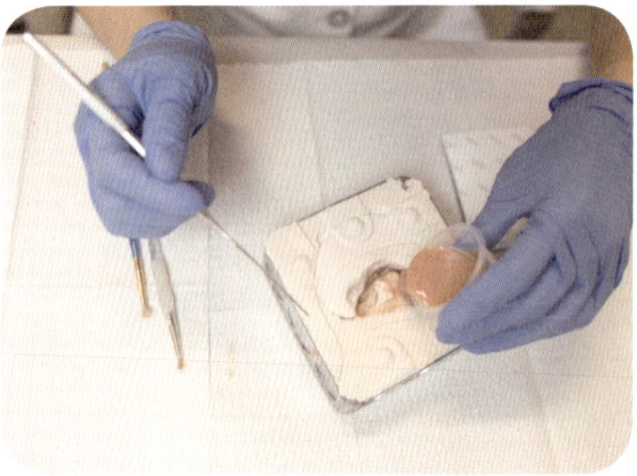

- 每個模具組合後，將調好底色調的矽膠灌入石膏模型中。

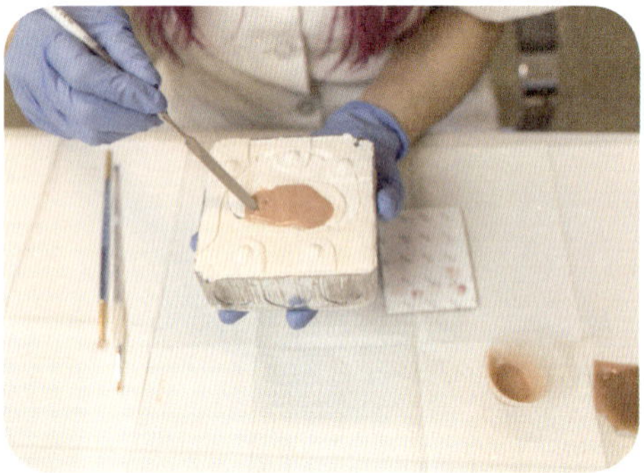

- 周邊空隙部分也要用矽膠填滿。

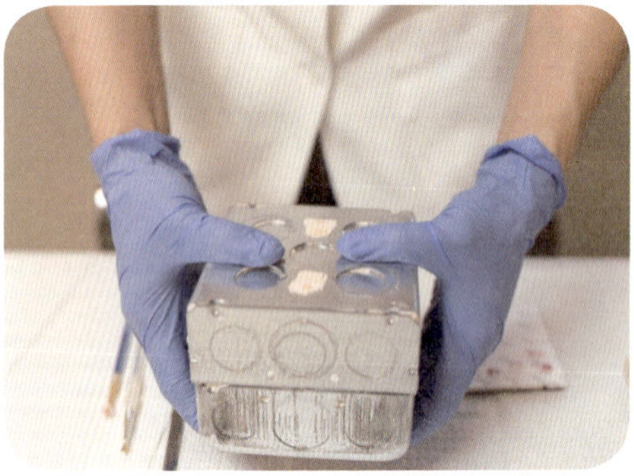

- 將上下兩個石膏模型固定鎖住。

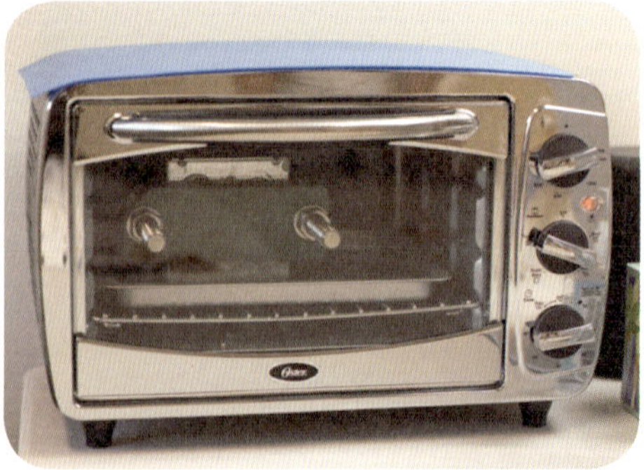

- 石膏模型鎖住後，放入烤箱燒烤，使其硬化。

甚麼是無耳症？

在第四章提過的小眼症或無眼症，有些孩子是單純缺乏正常眼睛，但有些則是其它腦部、臉部或身體等疾病症候群的一部分表現。小耳症或無耳症也是一樣，若只是單純的小耳或無耳症，顯現出來就是外在的耳朵長得比正常的小，或者完全缺乏；內耳耳道開口（耳洞）可能太小或完全閉鎖，耳道本身則可能過於狹窄，或者根本沒有形成。而當然也有些孩子的情況較為複雜，他們若是半邊小臉症的患者，影響所及可能會包括顏面骨骼、皮膚、肌肉、神經、嘴唇、下頷、牙齒等，缺乏完整耳朵只是其所伴隨而來的其中一個症狀。

新生兒天生小耳或無耳的比例，在世界各地的統計差別頗大，有的國家可以多到每一萬人出現十七例。在美國依人種不同大約每一萬人中會出現一到五例，在台灣則大約每一萬人一至二例。比例上，又以出現在新生男孩的右耳稍多。依照外在耳朵的形狀，小耳症可分成四種型態：

- **第一型**：外在耳朵比正常的略小。耳朵的每一生理構造都存在，只是有輕微的畸形。
- **第二型**：外在耳朵部分殘缺且較小。
- **第三型**：存在一些耳朵組織，但沒有成形的耳朵。在小耳症患者中，以此類型的人數最多。
- **第四型**：完全缺乏外耳，便是無耳症了。

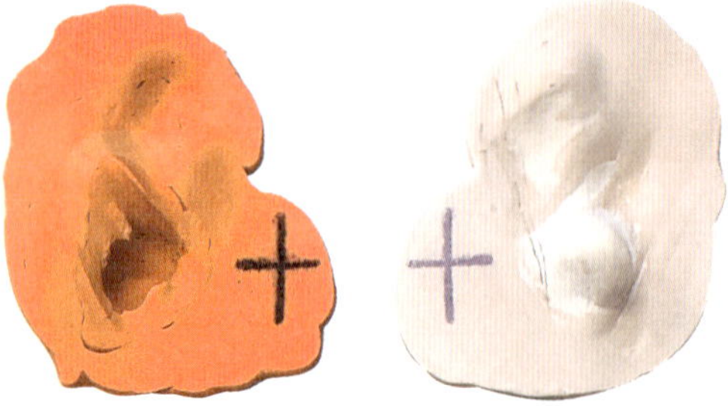

一個小耳症（microtia）患者左耳的印模（左圖）與其石膏模型（右圖）

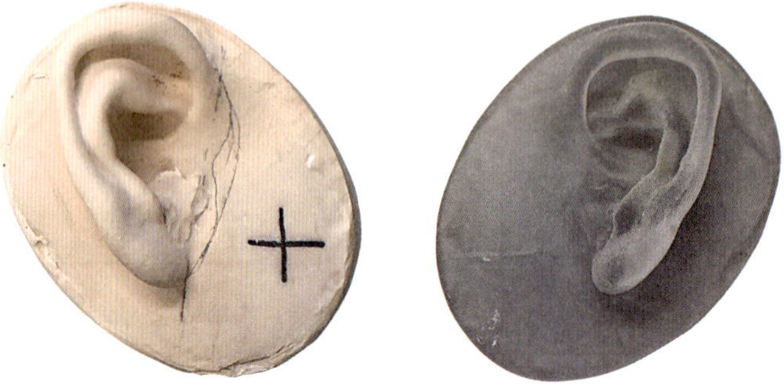

同一名患者的正常右耳模型（左圖）與其鏡像後的 3D 列印模型（右圖）

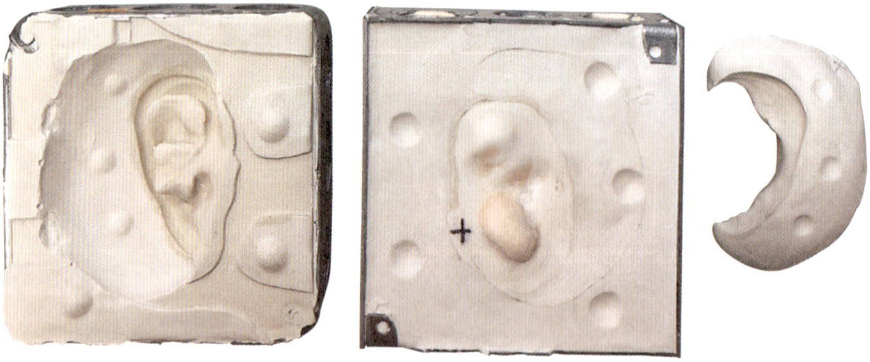

在對這個鏡像耳進行鑄模與雕刻調整以符合小耳症耳型後，製作成一個三件式模具

倘若罹患的是半邊小臉症，從孩子出生到長大，每一階段、每一部位的修復都必須按部就班，依序來檢查、矯正、復健或設計手術。而就算是單純的小耳症，也應盡早接受耳鼻喉科醫師的檢查，以便知道兩邊耳朵聽力受損的程度，及早搭配該有的輔助、治療與學習。

外耳重建手術

外耳的重建，目前醫學界提供了三種選擇。

一、**取自體肋骨與皮膚**：取病人自己的肋軟骨出來塑成耳朵。用自體肋軟骨來做耳朵的手術一般分兩階段進行，先是由整形外科醫師取下患者的肋軟骨，雕塑成耳骨的形狀後埋入耳朵皮下位置，希望健康的血液能提供充足的養分給新耳朵成長。經過大約六個月，倘若肋軟骨穩定地在皮下長成，就可以動第二次手術將之掀起，並植皮覆蓋在軟骨上，便成就了一枚正常立體的耳朵。

植皮使用的皮，視情況，有的來自耳朵後面頭皮，也可取自頸部、胸部或腹部。取用自體肋軟骨做出來的耳朵，優點是與身體相容度高，鮮少排斥。至於顏色，從耳朵附近取來的皮膚與正常耳朵膚色相近，看起來較為逼真；若使用來自身體其它部位的皮膚，色差可能較明顯。用自體肋軟骨與皮膚雕塑耳朵是個十分複雜、精細的過程，醫師當然會盡全力將形狀、輪廓雕到最接近自然，但因每位患者身體狀況、限制以及之後的照料都不同，這方法自有它的優缺點。而一般較令患者不滿意的地方，是這樣的耳朵會隨著時間過去而慢慢站得不夠挺立，無法一直保持與另一耳一樣的角度。

要做這種自體耳朵，通常必須等病人十歲以後，原因之一是十歲後的體格較容易取得足夠的肋軟骨；之二

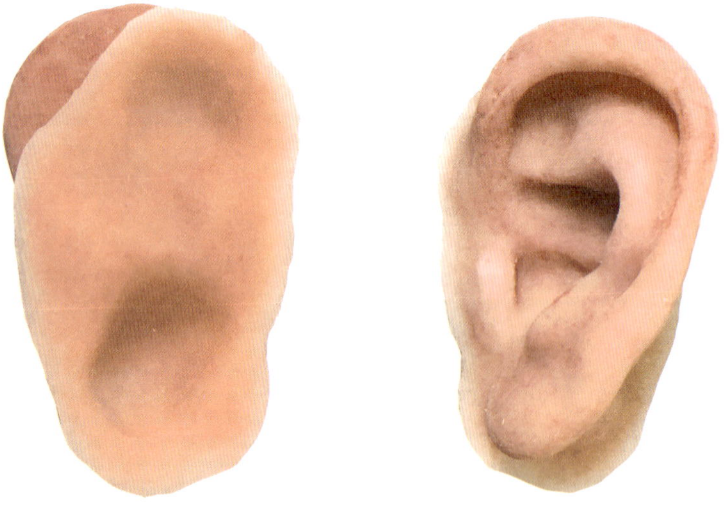

矽膠義耳的範例

這兩張照片是與 172 頁同一名小耳症患者的矽膠義耳，它的正面及背面。背面這張凹進去的部分，就是患者原來的耳朵形狀。

是做出來後的耳朵難以再改變大小，一個人十歲後的耳朵已大約達到成人的大小，這樣兩邊耳朵的尺寸才會一致。

二、使用人工骨[1]**：**人工骨以多孔聚乙烯為材質，讓組織、血管可以長進孔洞，便可以很穩定的固定在位置上。用人工骨取代自體肋軟骨，好處是不必等待長大，在孩子大約五歲進小學要真正面對群體前就可以做。而且使用人工骨只需要一次的手術，肋骨處不必忍受開刀疼痛，留下疤痕。但壞處是以人工材質做出來的耳朵，對外力碰撞的忍受度較低。而且植自身皮膚包裹後，時間長了，人工骨外露的機率也比使用自體肋骨的機率高。

三、矽膠義耳：優點是「不一定」需要手術，而且比前面兩個選項較快就可以做好。之所以說「不一定」，是因為依照固定義耳的方法，若是選擇黏貼法，就不需要動手術；但若是選擇植入法，便需要一個前置手術將基座（implant）先埋入耳朵處，再鎖上外露的基台（abutment，也有翻譯為連接體）。一位好的修復師，通常都能將耳朵做到自然逼真。使用矽膠義耳的小缺點是每天必須拿下來清潔，每年最好回診所保養義耳，每幾年就得更換一枚新耳朵。

註

[1] 多孔聚乙烯人工骨材料：medpor，全名是 microporous high-density polyethylene implant。

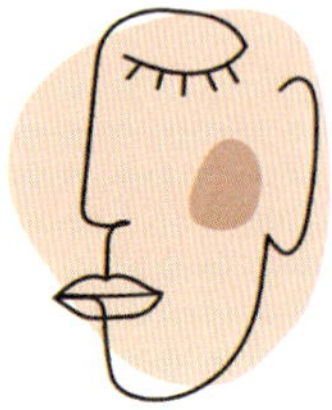

12 義指——失去手指頭之後

意外

我的診所以臉部五官的修復為主，其中又以義眼的客人最多。但在我準備執照考時，指頭也是我送出的作品之一。畢竟，小肢，包括了手指和腳趾。因此在必要時，我也曾為客人做過手指。

在美國，每年大約有三萬人會失去一根或多根手指頭，原因很多，像是天生異常、疾病、發炎、意外等。意外一直排在造成斷指的第一名，裡面又以被門夾傷，或是被工具切斷為最多。幸運的人，在指頭斷掉的第一時間，能及時將指頭接回。但也有許多情況下，是接不回的。在台灣，網路上似乎找不到針對每年斷指人數的統計。

如果是因疾病或發炎造成需要動手術截斷指頭，因為是在醫師的主導下，醫護人員自然會給予最適當的處置。但若因意外造成斷指，雖然面對的是如此嚴重的傷害，冷靜以對仍是第一要件。先請身邊的人或者自己叫救護車，在醫護人員到來之前，一邊處理傷口。倘若傷口在大量流血，就要先以輕微壓力止住出血，然後以生理食鹽水或者無菌的水沖洗傷口，用紗布輕輕覆蓋在傷口上，再將手高舉過心臟，以減少出血流量。

若是斷指仍在，同樣要以乾淨的水將斷指沖洗一下，但不要大力搓揉，也不要移除仍留在上面的任何人體組織。將指頭用濕潤的紗布包起來，放入乾淨防水的塑膠袋中；倘若不只一根斷指，要單獨包住，分別放入塑膠袋，再擺在放有冰塊水的容器中。如果臨時找不到冰塊，用冷凍食品來權充冰塊也可以。但要注意別讓斷指直接碰到冰塊或水，以防止凍傷或感染。

依照斷指的方式以及預估植回去後的可能恢復成效，醫師會判斷是否適合以斷肢再植術（replantation）將斷指接回去。不過即使能夠再植回去，術後指頭的功能與動作，根據神經以及血管受損和銜接回去的差異，還有之後復健的幫助，每個人能恢復到何種程度都不一樣。

當然，有些狀況是無法執行斷肢再植術的，譬如重創的骨折或撕裂性的肌腱、細微

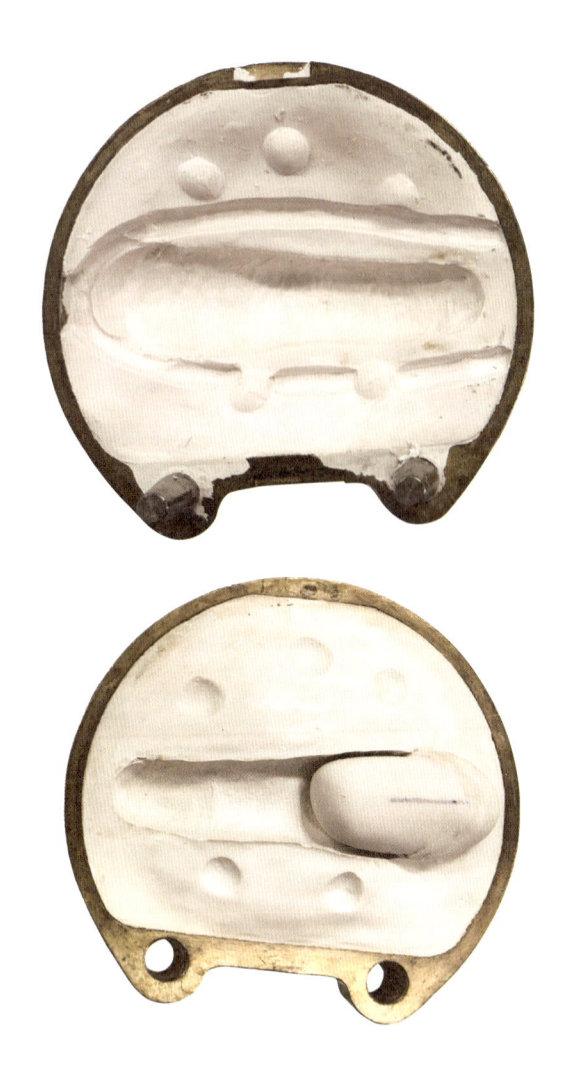

一隻手指的摸具。

這個摸具有三個部分——

上摸、下摸和殘肢膜

血管和神經的損傷和感染、軟組織缺血時間過長，或是病人本身的身體心理條件、斷指的保藏不良等等，那麼醫師便會清理傷口，盡可能留下最多的指頭，貼上壓力綳帶，讓傷口盡快復元。壓力綳帶需要經常更換，目的是加速排除傷口的積血和組織的積水，讓餘指消腫。若是之後有考慮戴上義指，那麼此時醫師也可能推薦戴上矽膠彈力輔具。

我們的指頭，能夠執行很多動作，像抓、舉、握，或者精密如彈琴、打字等等。然而，每根指頭又各有它擅長的功用，大拇指最具彈性，可以左右內收、外展；中指力道很強，讓我們能夠輕易開門、使用工具等；第四指和小指聯合起來，也是不可或缺的握力；小指還具有穩定手掌的功效。曾有人研究過，五根指頭中，食指的功能是最容易被取代的。

依照這種說法，我第一個指頭病人，算是不幸中的幸運者。這位當時五十幾歲的台灣親戚，兒時有一次到外婆家，因為跟表妹在廚房跑進跑出，看到外婆在切香腸，忽然就伸手去拿，右手食指就這樣被外婆手上銳利的菜刀滑出一個大傷口來。外公為了幫她止血，捲上衛生紙後，就拿了條橡皮筋將她的食指捆起來。血果然是止住了，吃了晚餐她也就上床睡覺。沒想到隔天醒來，她幼嫩的指頭最上方的關節處已經發黑。舅舅緊急將她送醫，可惜已經來不及了，醫師只能將她發黑的部分截掉。從此她就缺了一節多的右手食指。

缺了半截食指，對生活當然有影響，幸好習慣後，並沒有造成真正難以彌補的不便。直到她國中畢業考上了師專，全家欣喜若狂，那個年頭，能夠考上免學雜費的師專，畢業後又有鐵飯碗的教職等著，在鄉下地方簡直就是家族之光。沒想到面試後，學校竟然以她的手有缺陷，當老師無法彈好風琴（其實還是可以的）這樣一個不太成立的理由，斷送她為人師表之路，成了她求學時期最大的遺憾。其實從五、六歲就少了半根指頭，她早已習慣，寫字、打球、家政課鉤毛衣，沒有一件事難得了她，因為這樣被拒絕於師專之門，她當然生氣、不平。後來她讀高職的會計科，那時打算盤、打字都是必要的課程，她在心裡慶幸高職不必面試，不然是否會再一次被屏除於外？

我為她做手指時，她和先生是家小貿易公司的老闆。兩人從二十幾歲創業，事業越做越成功，她的缺指沒有影響到事業，只是每次在需要面對客戶時，她就習慣推先生出去接洽，以避免握手的窘境。她雖常希望自己能有完好的指頭，但可能因為資訊有限，直到我和她談話前，她都沒想過有逼真的義指可以完成她的心願。那時我還沒有做手指頭的經驗，正在物色志願者，因為為了符合顏面小肢修復師的考試資格，應考人按照規定（請見第一九六頁的說明），要送上指定數量的照片，照片必須能顯示出應考人製作義眼眶、義鼻、義耳或義指的過程，作品也須由不同角度拍攝。和她聊過後我們兩人一拍即合，我決定攜帶必要的器材與材料，飛回台灣為她做一根她希望擁有的指頭。

那已經是大約九、十年前的事了，我才正在學做指頭，所有的知識都來自教科書而非經驗，有些材料有揮發性，不能帶上飛機；有些器材太笨重，也帶不了。我整理了一下，帶了海藻膠、石蠟、不需要加溫就可固化的液體矽膠和上色顏料，回台灣再買了石膏，以及能取代專用印指頭模組的金屬插座盒。專業的指頭模組價錢不菲，還好五金行就可買到的金屬插座盒，有專業模的所有優點，是最好的替代品。我就這樣以有限的材料，到家裡為她做她已失去五十年的食指。

一般斷指處，依照病人手的大小、手指粗細等條件，若還留有超過一點五到兩公分的原指，算是最好的狀況，修復師可以直接將義指套在斷指處。萬一餘指剩不到這長度，那麼就必須做成手套型的，借助手掌來幫助固定。還好她的食指還留有一個關節，長度也超過兩公分，算是蠻適合我這個第一次要做手指的學徒來做的。我先將調好的海藻膠倒入紙杯，幫她印了右手缺指處以及左手完好食指的凹模，之後分別用石膏和石蠟取得兩指的具體模。在經過仔細的試戴和精密的雕琢後，擺進金屬模型盒，倒入調好的石膏，印出義指模型。凝固後剝掉石蠟，把石膏模型修磨清潔乾淨，將調好她手指顏色的液體矽膠倒進去石膏模中固定好，等待矽膠固化。

那時我還是新手，在台灣能使用的器材和材料又有限，我只用了一種在室溫即可固化的矽膠。指甲部分，可以用壓克力製作，也可以用矽膠做。這第一根指頭作品的指甲部分，我是以矽膠做的，液體矽膠本身是透明的，我只需調入淺白粉紅的顏色，就可以做出逼真的指甲。義指的指甲，可以與其它指甲一樣地擦上指甲油，但要注意的是，去指甲油時，義指甲不要太常使用含丙酮的卸甲油。

由於指頭外型是根據左手食指做的，所以一切該有的指紋、關節條紋、膚質、毛細孔、指甲形狀都會被複製出來。但左右手的指頭其實有點類似照鏡子，旋轉的曲度、方向會剛好相反，所以還要經過修復師重新調整、雕琢修飾後，才能做出正確的指頭。當然在最後試戴時，我也還是要根據她的右手膚色，再做完成前的修色。

固定義指，不必靠膠水，尤其她還留有超過足夠長的餘指，只需要把套上去的地方做到密合，指頭可以安穩地戴上去即可。接合處我知道要盡可能做薄，好讓邊緣不要那麼明顯，但因為一個人幾乎隨時隨地在使用指頭，磨損較快，因此銜接的地方做得像義耳接合處那麼薄的話，義指壽命便會減短。所以若是客戶不排斥戴戒指，那麼做到較能承受磨損的厚度，再用戒指來遮住接合處，也是個蠻好的掩飾。

隔年我再見到她，問她適應得如何。她說因為她只靠部分食指做事已經五十年了，許多工作早已習慣以中指取代，所以擁有義指後，在家或在自己公司上班時，她並沒一直戴著義指。但是只要出門去見客戶、參加婚禮，或是逛精品店，她就一定會美美地套好義指，戴上戒指。這時她才發覺義指給她在正式場合增添了無比的自信心。以前她不自覺就是喜歡冬天，因為可以戴手套，或者將手藏在口袋中。現在，她不再排斥應酬，不再推先生一人出去面對客戶，經常兩人一起出門，爭取更好的業績。

結婚禮物

多年過去了，脫離五年學徒身分，我開業也有三、四年了，義眼和臉部修復是診所的重點，我的網頁並沒提到義指，因此也少有人來找我做這項目。一般客戶來做的是必要的臉部五官的義肢，沒有一張「正常」的臉，許多人都沒有勇氣走出門。但是指頭不一樣，缺了一、兩節指頭，如果不是太妨礙生活或工作，不算「醫學必要」的話，保險公司不一定肯支付這項開支。而倘若到了「醫學必要」的程度，那麼這些人通常會希望選擇有功能的指頭，也就是機械指頭。機械指頭可以有活動的關節，戴上後足以負重、正常地持著工具，譬如讓消防隊員繼續執勤，讓工地工人繼續搬運重物。現在更加靈巧的機械手指，甚至連精密操縱鍵盤也不成問題了。因此，除非是有外觀上的考量，不然大家會採用較具功能性的指頭。

這幾年，我只接了兩件指頭案例，是與一家義肢與矯正裝具（prosthetics and orthotics）公司的合作。這家公司也在拉斯維加斯，專門做有承重和實際功能的大肢義肢，他們擅長利用機械原理，把機器人的功能發揮在人體，病人裝上義肢後，手能操作，腳能跑跳，其義肢相當於骨骼肌肉的功能，但最外層的皮膚，卻不是他們的專長。我的診所專門做臉部義肢，以矽膠製作皮膚是我的專業。他們的重點放在功能，對於外觀的審美要求就不像臉部義肢那麼細緻。雖然如此，總有一些客戶不滿足，除了功能，也要美觀的外表。因此這家公司就來詢問我可否合作，為他們做一份矽膠指頭。

這種案件，我只要將公司送來的模，做出適當的外型即可，不需要自己接觸病人為他們測量或印模。聽來簡單，但仍是挑戰。離上次為親戚做指頭已有七、八年的時間，這之間製作指頭的概念、技術、工具比起那時必定有所改進，我在接了公司的專案後，特別去諮詢了擅長做指頭的同行。其中一位同行很不藏私地告訴我，做指頭的原料，除了以前學校及師父所教的幾種液體矽膠外，可以嘗試高稠度矽膠（high consistency rubber）。高稠度矽膠是一種固態矽膠，特別強勁有力，十分適合拿來做義手指腳趾與指頭的接合處。這種固態矽膠像黏土一樣，必須用揉的，加進膚色後，再藉由製麵機來將它更均勻地和好。之後經過特殊方法移除被揉進裡面的空氣，才能擺進模組裡鎖好，放進烤箱讓它固化。我聽從同行的建議，嘗試了好幾種不同的矽膠組合，一次又一次的實驗，調出最滿意的硬度和厚薄度。雖然我知道這種任務可能僅此一次，但在花時間找出完美配方做出美麗作品後，相信使用者會十分滿意，我自己也有成就感。

也就是說，在完成台灣親戚的指頭後，我就沒再真正面對面接洽過需要指頭的客人了。直到去年，我忽然接到一通詢問做指頭的電話。那是一個廿七歲的年輕人，名叫賽門，他說自己斷指已經六年了，當初因為一些因素，沒有很快裝上義肢，後來新冠疫情來襲，可以在家工作，不太需要出門，他就一直拖著沒處理。現在，他打算隔年要結婚了，為了外觀，他沒有選擇機械指頭，而決定來做兩根矽膠指頭。我推薦他到同行的診所去做，但他就住在賭城，不想大費周章到別州去做。聽到這是他未婚妻要送給他的結婚禮物，我蠻感動的，於是答應了他。

賽門斷的是左手無名指和小指，小指還留有一個關節，但無名指兩個關節都沒了。我非常仔細的測量了他的指頭，指周、指座寬度、直徑、長度等，他缺了兩個關節的無名指，餘指大約就在兩公分的邊緣。如前面提過，一般有超過一點五到兩公分餘指的指頭，像他目前小指頭的情況，修復師可以直接做個單支指頭套上去。萬一餘指太短，那就得做一個手套型的指頭，讓部分手掌當作這根斷指的支撐。我很詳細為賽門解釋單指和手套型這兩種指頭的差異，以及配戴上的差別。

經過評估，考慮到可行性、方便性、功能性以及他的接受度，最後我們都同意，我就幫他製作兩根套上去即可的矽膠義指。但其中的無名指，因為餘指較短，若能加上一點外力來幫助固定會更好，倘若不介意戴戒指，我可以把接合邊緣做得稍微厚一點，他再以戒指遮住邊緣處。

之前為了與公司合作專案而諮詢同行時，同行也告訴我，在學校學到用石蠟做的試戴指頭，因為不具彈性，試戴過程經常會被撐破，容易影響將來真正義指與指頭的密合度。她建議我將來若需真正接觸到義肢病人，可以先做個矽膠測試指，用矽膠來做的好處是，測試指會有延展性，試戴時不怕會弄破。測試指與真正義指成品的不同點在於，測試指可隨需求決定要做全指，還是只做接合部分；只做接合處當然比較快，而且就可測出戴上後會不會太緊、有沒有壓力，是否磨手、舒不舒服；但做全指可以順便體會將來義指的重量和完成後差不多的樣貌。測試指可以維持透明以方便看到內部餘指，但有時也可調入顏色，以便留做將來不時之需的備用品。雖然以外觀取勝的矽膠義指不似機械義指那麼靈活，但因為固定不需要膠水，而且仍有很多實質上譬如握、捧等功能，因此試戴步驟格外重要。

在為賽門印模做測試指的過程中，他忽然問我：「二〇一七年十月賭城音樂節發生大射殺時，妳的診所開了嗎？」

他提到的賭城音樂節大射殺，發生在我搬到賭城的第二年，還在為艾瑞克工作，剛剛買下我住家的房子不久。那是很難忘記的一個晚上，星期天，是「九十一號公路豐收露天音樂節」的第三晚，也是最後一晚。原本我和一群攀岩好友約好要去大街酒店吃自助餐慶祝攀友麗莎的生日，後來發現有這音樂節，怕人多不好停車，就改成到我新家來聚餐。大夥吃吃喝喝、聊天品咖啡，十點多，電視忽然跳出了新聞快報，說音樂節上發生槍擊，已知死傷多人，但詳情未明。我們都愣住了，無法置信這樣恐怖的事就發生在離家那麼近的地方，麗莎一週三個晚上都在那附近餐廳兼差當服務生。

後來得知，是有一個人住進曼德勒海灣渡假村三十二樓的房間，單人帶著二十三把槍，對著樓下的音樂會掃射，意圖不明，而槍手也在房間自殺了。最終，死了五十九人，超過五百人受傷。

我有一個病人是因那音樂會失去一只眼睛的。

「那天，我人就在那裡，混亂中，我這兩根指頭被子彈打掉了。」

我嚇一大跳，這是我第二次接觸到親身經歷這種恐怖經驗的人了。美國這樣的屠殺事件層出不窮，真叫人難以接受。與我們台灣人有關，大家最記得的，應該是發生在二〇二二年南加州爾灣教會的射殺。一個台裔美國人，帶了大量的子彈與炸彈，走進爾灣一個台語教會，他用鐵鍊及強力膠封上所有的門，除了槍枝還備有炸彈，準備大開殺戒。理由是不滿台海兩岸的政治關係。這個射殺因為有一位捨己救人的醫師，而將死傷壓低到六人。

「那時我大四，邀請了兩名室友和我回拉斯維加斯一起感受音樂節的氣氛，沒想到會發生這樣的事。幸好是我自己出了意外，若是發生在室友身上，我不知道會有多強烈的罪惡感。我的室友飽受驚嚇，也受到被子彈打下來的異物砸到背、慌忙逃跑中拐傷腳等外傷。不過，外傷易修，心靈的傷痕難癒，我們在學校都接受了好一陣子的心理諮商。」

「可是你並沒有馬上去修復你的外傷。」我回他。

「是，外傷的痛，比不過精神上受到的驚嚇，室友和我花了幾年才克服對廣場的恐懼。我的兩個室友，這麼多年，都拒絕再踏足賭城。明年我的婚禮，不會辦在這裡，也不會邀請太多人。」

果真每次一個射殺事件發生時，即使報上列出來的死傷數字已夠怵目驚心，卻也讓人以為傷害就停在這裡。但在我多年的工作經驗裡發現，每一次恐怖事件之後，必有許多沒有浮上台面、更深沉的傷害。

「我很高興你現在願意來恢復你的指頭外觀了。」他主動開口說出這段往事，相信他心靈的傷已經復元到一個程度了。

他笑了笑：「明年要結婚，我希望給未來的太太一個完美的婚禮，每張照片都能拍得漂漂亮亮的，於是決定來做指頭。我未婚妻說少了指頭並不影響我的完整性，但若我想做義指，那就當作她送給我的結婚禮物。」這番簡單的話，帶給聽的人簡單的感動。

根據他目前兩根斷指的情況，我以兩種不同的液體矽膠和高稠度矽膠幫他做出兩根可直接套上去的義指。不同種類的矽膠，有不同的固化溫度，混合多種矽膠，能呈現出指頭的彈性、取下戴上的容易度、穩定性和舒適度，還有上端必須較堅固、下面得薄而盡量貼膚的要求。我提醒他，指頭是一個常曬太陽的部位，膚色經常會變，他要記得在拍照前，讓手維持和義指相同的顏色。當然若有需要，還是可以回來讓我為他修調外部顏色。

他的義指我畫出了包含血管、皺褶深淺等所有細節，但至於男士手上經常有的汗毛，賽門問我是否也能真實呈現。在做義眼眶時，由於是門面的地方，我的確能為客人做出真實的好眉毛，方法是剪下他們的頭髮，用針沾著膠水，慢慢一針針以正確的角度將頭髮插上去變成眉毛。眉毛的角度、長度、密度，都影響了一個人的面貌，我總是十分有耐心地排好。

不過，我跟賽門解釋，指頭和眼眶不一樣，有汗毛的地方通常就是義指與斷指的邊緣，必須做得比較薄，再加上戴上取下的動作，這裡是無法承受種上汗毛的負擔的。賽門指頭上的確有不少汗毛，我告訴他我會以筆畫出來，效果還是相當真實的。

二〇二四年賽門結婚後，還給我寄來了他結婚時左手無名指戴著戒指的特寫照。這份作品的品質，看來當然是比我多年前的新手作舒服、逼真了很多。經過六年的養傷，心靈的傷，賽門在找到人生伴侶後，終於決定過來修復外傷。要不要為斷指裝上義指，當然是每個人的選擇。有些人可能真的覺得少兩根指頭不是什麼大不了的事；有些人可能只是對義肢不了解，所以一拖再拖。不管是為什麼，現在他願意來照顧自己的外表，我想他和妻子應該是已經準備好，要攜手開心一起迎接未來的日子了。

製作義手指

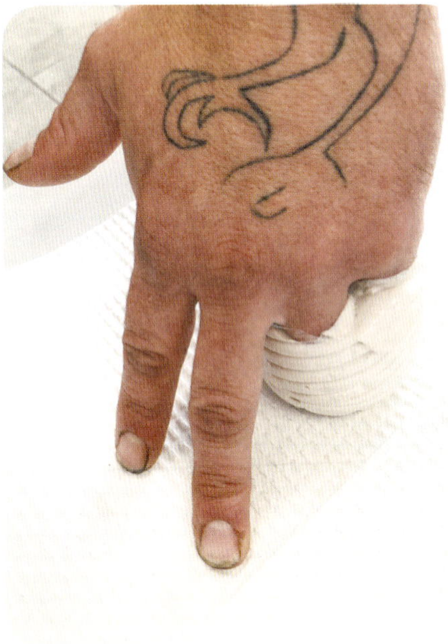

- 左手斷指處，以海藻膠包裹，拓印出左手斷指的指模。

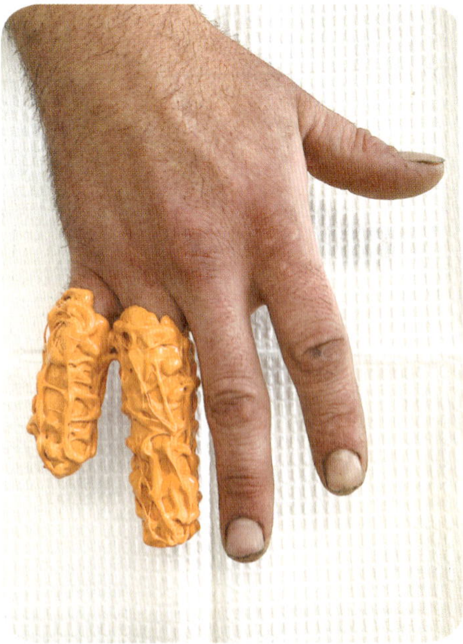

- 右手完好的指頭用矽膠包裹，印出右手的指模。

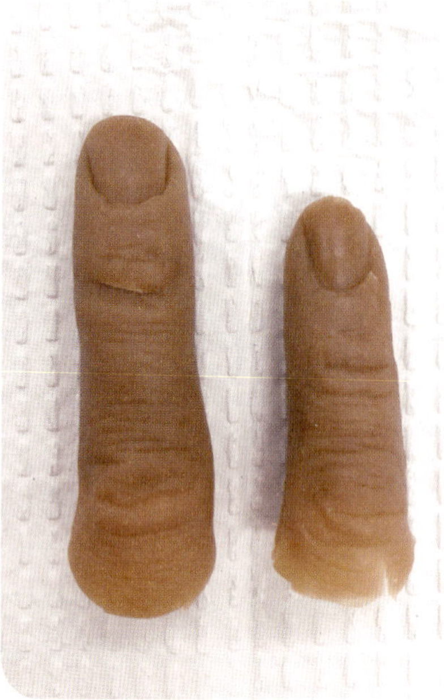

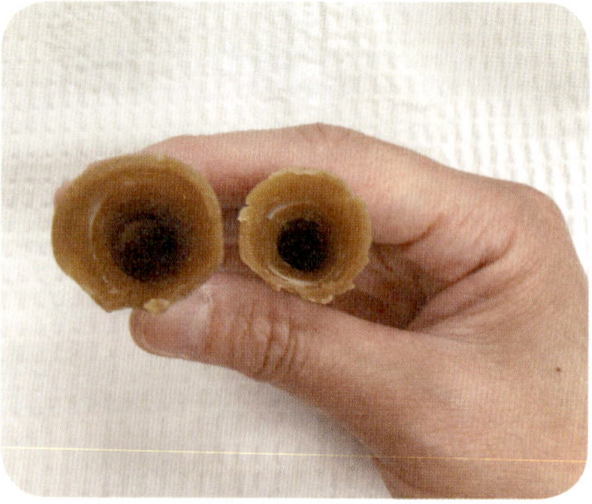

• 用石蠟做出與右手相對應的指頭，石蠟的中間是空的，以方便試戴以及將來做模之用。

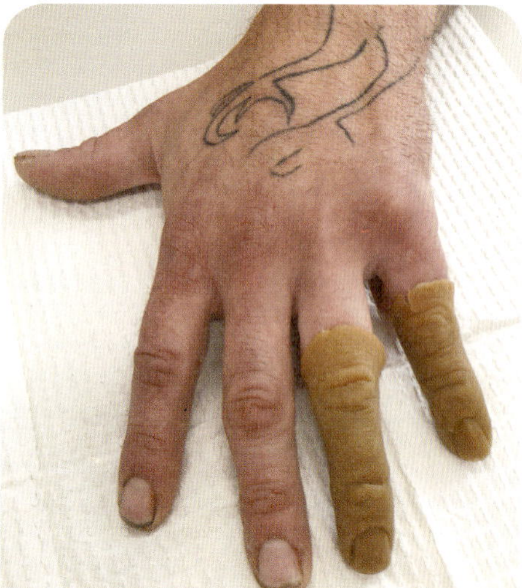

• 戴上石蠟做成的試戴蠟指，試戴蠟指必須在試戴時調整到最完美，最後將以此試戴蠟指拓出的模，做出正式的義指。

高稠度矽膠的利用

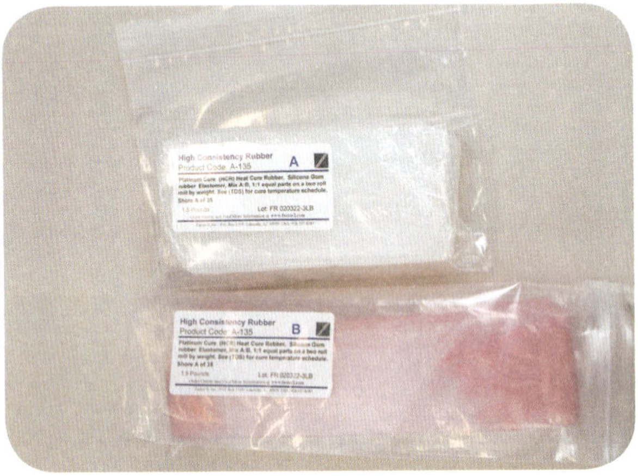

- 做手指的高稠度矽膠（high consistency rubber）是一種固態矽膠，特別強勁有力，它能讓義小肢的邊緣，既輕薄又耐撕黏。很適合做手指、腳趾，以及與指頭的接合處。它有兩個部分，使用時，以一比一的比例混和。

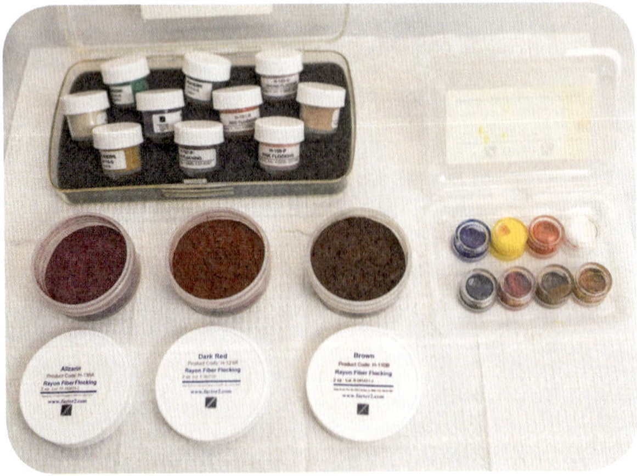

- 為各種矽膠調色所使用的顏料。

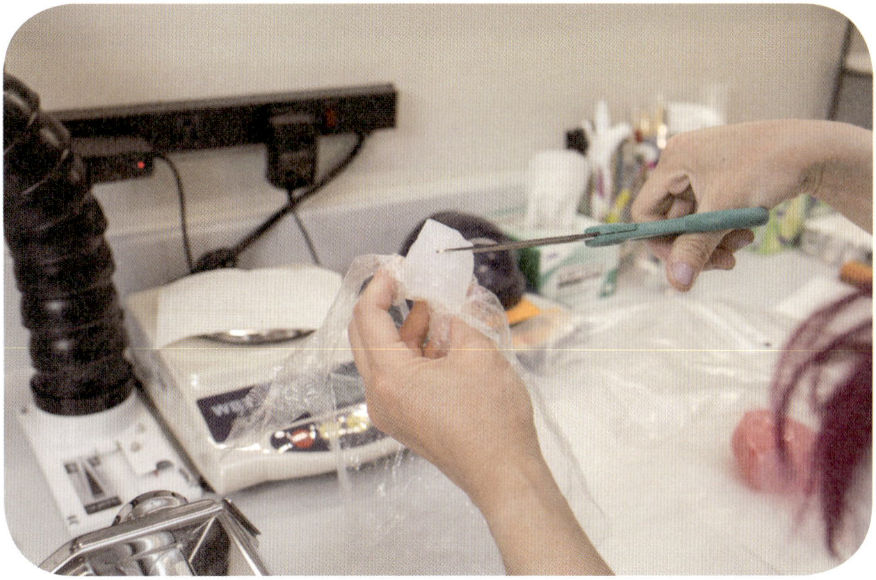

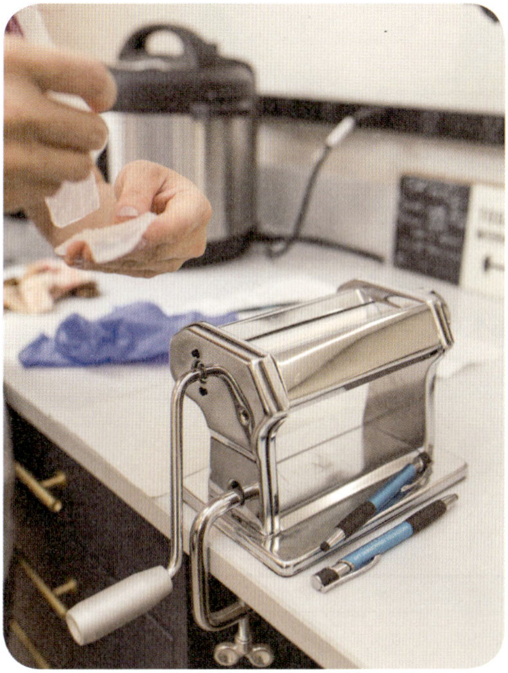

- 高稠度矽膠的型態類似黏土。

- 將 A 和 B 兩部分混合起來，使其產生催化作用。

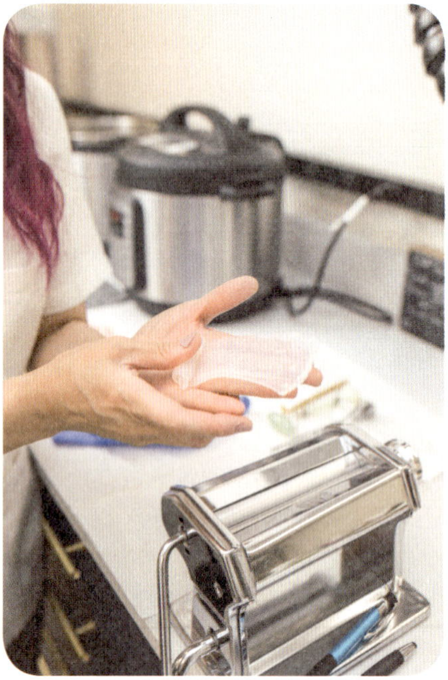

- 經由壓麵機將兩部分壓合後，取出捲起來，再重複壓、捲起的過程，直到充分混合。

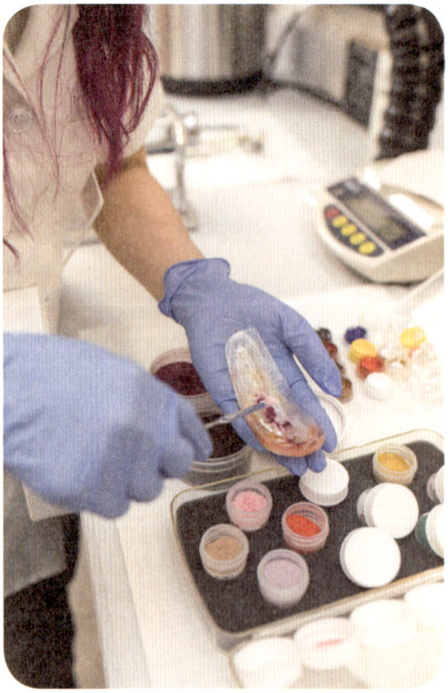

- 添加顏料，調出搭配病人膚色的色調。

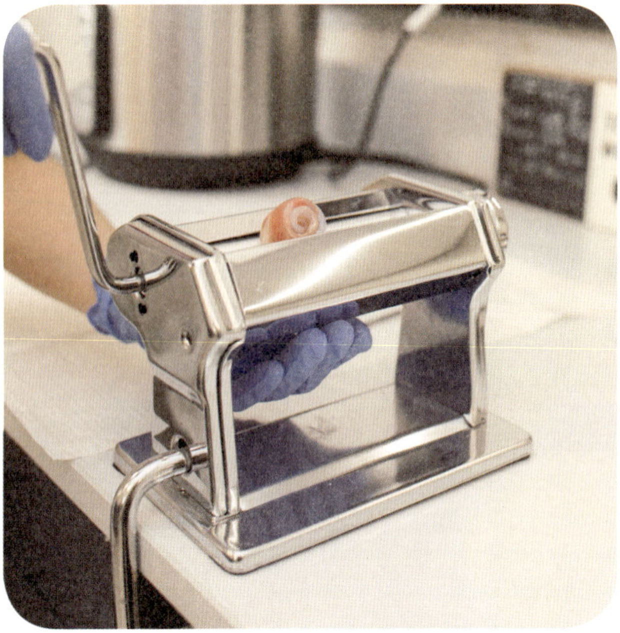

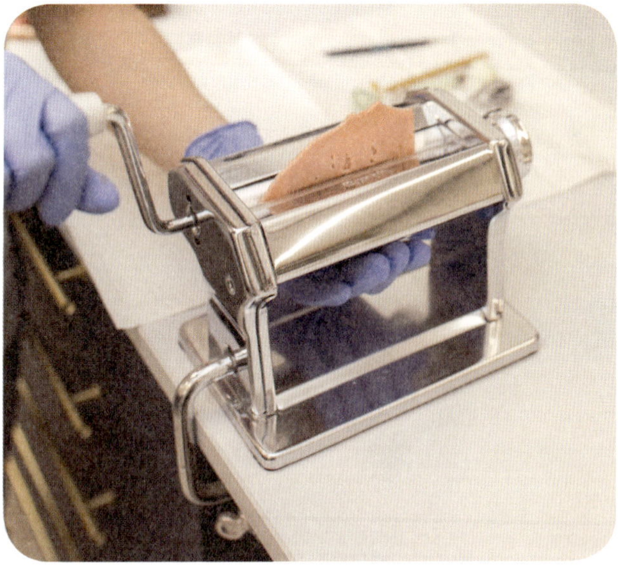

- 矽膠皮膚調色後，再反覆藉由製麵機將它更均勻和好。

指頭製作流程

◆**指頭**：從印模、轉模到以矽膠做出義指的步驟，都和臉部小肢類似，但在義指與殘指的接合處，修復師通常會以液體矽膠加上高稠度固體矽膠（high consistency rubber，也稱高稠度矽膠）來完成，這樣接合處就能做得又薄又堅固。

顏面小肢修復師的考試

顏面小肢修復師在應試時的義小肢作品，又分為三類。

◆**義眼**：但這裡的義眼部分，和第三章所描述義眼師做的義眼有所不同。專業義眼師有能力處理各種情況下需要的義眼；而顏面小肢能做的義眼，是指例如接手到要做包含義眼在內的眼眶時，除了與專業義眼師合作的選項外，若是這位顏面修復師對義眼也有所涉獵、練習過，那麼他們也可以獨力完成包含義眼在內的眼眶。

◆**臉部義肢：**包括臉部皮膚、眼眶、鼻子、耳朵。

◆**軀幹小肢：**包含了手掌、腳掌、手指、腳趾以及義乳。

但一名顏面小肢修復師不可能專精所有項目，因此送上應考作品時，可以選擇自己的重點。不過主考單位當然也不樂意見到一名修復師只會做單項作品，譬如送上規定的十幾件作品全是義鼻，或全是義指，於是便限制同一種作品能呈上去的數量，來促使應考者至少要能專精兩、三種不同的小肢，以達到讓他們技術多樣化的目的。

矽膠義指和機械義指的差別

矽膠義指

矽膠義指以外型取勝，會做到可以看得見該有的膚質、皺紋、血管、汗毛等。雖然無法像機械指頭那般靈動，力道也不足以與原指相擬，但是仍具備了些許的功能。譬如：

1. 保護敏感的皮膚：有些斷指處的皮膚會變得比較脆弱，套上義指，可以減少這地方與外物的接觸。

2．將指頭補回原有的長度：會幫助握力、捧力、捏力、扶力、擰物力等。

3．讓大拇指和其它四指可以達成相對的力量。

4．增加自信心。

機械義指

機械指頭擁有活動的關節，具備了相當於骨骼肌肉的作用，以靈活、多重功能性取勝。譬如：

1．恢復指頭基本功能：像抓、握、擰、舉、扭等能力。

2．可以針對個別需要，設計出不同需求的靈巧力：如翻書、打鍵盤、彈按樂器等較精密的動作。

3．耐受性與力道較強：機械指頭在某些狀況下，能比真正指頭接受更長時間與物品的摩擦、接觸，或重複的某些動作。

4．最新一代的仿生義指，更已研發出讓大腦發出指令，指揮義指動作；也賦予義指觸覺感覺，回應給大腦。

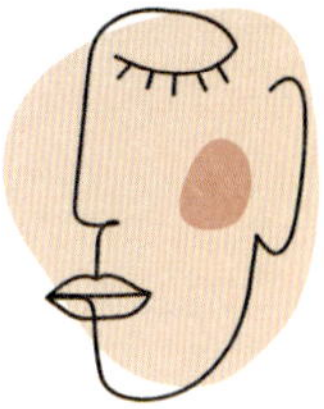

13 創造不幸中的大幸

轉眼，踏進修復顏面這（兩）行業已經十五年了，若從接觸科學繪圖這領域算起，更是超過十九年。十九年來，我從一個對義眼、顏面小肢修復一無所知的人，研讀碩士學位、當學徒、考執照，一路過關斬將，到現在擁有自己的診所，還能指導學徒，引領有興趣的人加入這行業，真是大學時期的我所沒有想到的。

前面提過，這兩個行業都極其小眾，同行很少，服務對象也不算太多。我和同行當然都祈禱大家平安健康，不需要我們。但倘若不幸事故真的發生，在我們能幫上忙的時候，希望民眾知道有這兩個行業的存在，能提供受傷的人再一次好好走出門的機會。這也是我們寫作這本書的主要目的。

在第二章時我曾提到，還是艾瑞克的學徒時，我花了許多時間經營部落格並走入校園、社區，希望能大量曝光這兩個行業，讓感興趣的人知道有此行可以投入。現在開了診所，十分忙碌，已不再能持續書寫部落格，只能將不多的時間用來經營診所的網頁[1]。網路上關於義眼以及顏面修復存在許多不太正確的資訊，所以我的基本堅持，就是放上診所網頁的材料，都必須正確且不偏頗。

感激每一位願意讓我將他們修復前、後的照片放上網頁的客戶，這是需要極大勇氣與社會責任感的。照片中展示的不只有圓滿修復的個案，也包含著許多看得見缺陷的案例。每位患者失去某五官的原因和情況都不同，修復師的使命，就是在他們身體的限制下，給他們最全面的復原。

許多病人讀了診所網頁，會在畫眼睛那一個多小時的時間裡，主動將他們生命的故事說給我聽；也不時會有對此行業有興趣，卻不知如何踏進來的人來電郵詢問。我總是很誠實、完整地提供給他們走入此行的各種途徑與資訊，鼓勵他們選擇一條最適合自己的道路，朝向目標前進。偶爾有介紹科學方面知識的播客主持人，會特約時間來訪問介紹這行業；也曾有電視台為我一個病人完整地拍攝了製作義眼的紀錄片。我樂意撥出時間配合這些活動，目的都只有一個，就是讓更多人知道有顏面及眼睛修復行業的存在。

在診所的網頁中，有一組特別吸引大眾目光的，就是所謂的「別出心裁」義眼（novelty eyes）。通常病人對義眼的基本訴求，就是不要引來旁人的注視，因此做得逼

註

[1] 我的診所網頁：https://www.prostheticslab.com/

真、自然，是大部分人的目標。但是，如上面所說的，有些病人身體上的限制，讓他們無法擁有一顆「正常」的眼睛。既然藏不住戴義眼的事實，這樣的病人，有時就乾脆大膽放棄所謂的正常，而要我為他們特製與眾不同的義眼。這顆不一樣的義眼，可以隨他們的要求，畫成動漫、個人商標、棋盤、國旗，只要他們想得出來，我都全意配合。

慢慢地，有些可以擁有「正常」眼睛的客戶，也覺得這樣出奇新穎的義眼是個不錯的主意。他們也許平常配戴逼真的眼睛，但在特殊場合或心情下，也樂意秀出不一樣的眼睛。我有個七歲的小客人，本來對配戴義眼心存畏懼，但在做好一顆正常眼睛後，她問爸媽可不可以讓她擁有一顆鳴人六道仙人模式的十字眼[2]。沒想到戴上後，這顆眼睛反而成為她的身分代表，從此她更常戴著這顆別緻的義眼。

有人也許是想用特殊的眼睛，來表現出自我個性；也有人是為了搭配場合，應景過節。我第一次遇見這樣一位客戶，是有位客人因為公司的萬聖節主題派對，決定來訂製一顆嚇人的鬼節眼睛。他笑嘻嘻地跟我溝通這只萬聖節眼睛要如何畫，要有橘色眼白（該叫做眼橘？），加上一隻蜘蛛趴在眼珠子的地方，眼橘的地方還要有細細蜘蛛網。那是我第一次發現，原來有人在少了顆眼睛後，還可以過得如此獨特又有創意。

台灣也曾有位配戴義眼的網友，因為在臉書分享了義眼，被朋友鼓動去訂製一顆《火影忍者》的寫輪眼[3]。義眼師看到了，留言只要按讚超過一千人，就免費畫一顆他心儀的寫輪眼送他。可知每位有心的義眼師，都想為眼睛損傷者創造歡樂與獨樹一格的

註

[2] 鳴人六道仙人模式的十字眼：漩渦鳴人是日本動漫《火影忍者》的主角之一，他在不同情緒或形態時，會出現不同的眼睛。在六道仙人模式時會有金黃色眼睛，十字形瞳孔。

[3] 《火影忍者》的寫輪眼：日本動漫《火影忍者》裡有普通寫輪眼、萬花筒寫輪眼、永恆萬花筒寫輪眼，以及輪迴眼等非常多種的寫輪眼。

打扮，也藉此讓更多人認識義眼。

許多人都說從事這行，需要十分勇敢，因為會看到很多破碎的臉。對我而言，破碎的臉沒什麼可害怕的，只要想到我有能力為病患將破碎的臉修復完整，還他們一張接近之前的臉，讓他們恢復正常的生活，達成目標本身就是最美麗、開心、最棒的報酬。

從事義眼師這一行，需要極大的耐心和毅力。通常一位藝術家的畫布，從小如郵票，到長寬各達幾公尺的都有。但我的「畫布」，只有眼睛那般大小，尤其是所有精密的畫作，都集中在虹膜（眼珠子）這樣一個小圓圈裡。就像我的學徒蘇菲亞得出的結論，畫眼睛的學習過程中，任何理論、知識，都取代不了真正手作的經驗。這一行沒有捷徑，一次畫對了，不代表已經成功；必須能夠掌握訣竅，一次次在「時間內」有把握地畫出自己期望的效果，才能真正開始為病人服務。為何會有「時間」的壓力呢？因為畫眼睛使用的是摻入油畫顏料的液體壓克力，每次調出不多的顏色，很快就會在「虹膜」上乾掉，萬一畫上後發現顏色不對，修改更是大工程。一幅眼珠畫，是畫在小小的平面上，但所要的成果，是在罩上眼球弧度變成立體影像後，能精準複製出另一眼的模樣。因此，有耐得住孤單又追求完美的個性，加上百折不撓的練習累積，才能將自己培養成一名成功的義眼師。

幕後花絮

身為小肢修復師，我比較常做的是臉上的五官。同樣做一片皮膚，是粉嫩少女吹彈可破的冰肌玉膚？還是給歷經風霜布滿皺紋的耄耋長者？

鼻子居於臉的正中央，鼻上再怎麼小的缺陷，總是第一個遮不住。因此，鼻子受傷或是遭到切除的人一走出家門，最容易被多看一眼。耳朵不完整，可以靠頭髮遮掩；眼睛，也可以戴上深色的太陽眼鏡。但是，除了新冠時期「天賜的口罩」，幾乎沒有任何東西可舒服遮在鼻子上。我想這也是為什麼裝上義鼻的患者，幾乎都會忍不住喜極而泣的原因。

義耳，不管是做整只耳朵罩在耳朵位置，還是補全所剩的耳朵，我聽到最大的讚美，就是連家人都看不出來哪只耳朵是假的。五官是人的門面，也是很難做的「藝術品」，逼真還要更逼真，好還要更好。不管是義眼師還是顏面小肢修復師，我們都在一個個病人的案例中，累積經驗，永遠有改進的空間。

在上面的故事中，譬如第九章〈等不到的笑容〉裡的喬恩，為她做眼眶義眼時，我還是一個入行不深的新人，我求好心切，無視她眼窩有多麼嚴重的缺陷，超級想給這名花樣年華的女孩一張至少走得出門的臉，追求的是一個難以達到的高度，反而繞了許多圈、花了相當多的時間才完成工作。後來這些年經手那麼多的病人，我懂了，若再遇到類似喬恩的病例，我自己和病人都必須先接受現實，了解修復的極限在哪裡，為他們對自己的臉孔建立正確的期望值，再務實地求美觀，以盡早讓他們生活恢復正常為優先。

雖然來找我的，都是需要修復顏面的人，但這些客人，還是經常讓診所充滿驚奇的。以前，有些炫富上一代，會裝上金牙來顯示財富。沒想到，我也遇到一名病人要我將鑽石鑲在她義眼的瞳孔中。她不是為了炫富，而是喜歡鑽石的璀璨光芒。她將鑽石交給我時，我感到前所未有的壓力。那麼小如瞳孔的鑽石，不管價值多少我都賠不起。我誇張地拿大盒子伺候她的小盒子，等到要將鑽石放到義眼上時，義眼架外我小心翼翼地圍上深色有高度的紙箱，就擔心鉗子一滑，小小的鑽石會滾得無影無蹤。

看鼻子病人提供的照片，幾乎每次都能為我和蘇菲亞帶來穿越時空的歡樂。一名七十歲的銀髮女士，照片裡是幾十年前的她，穿著墊肩華服，梳著爆炸頭，腿上還抱著一隻貓，慵懶地坐在相館的火爐前，那時的她，臉上沒一丁點皺紋；頂上幾乎已經無毛的老先生，給我看的側面照，是一張大約二十歲時穿著超短運動褲、留著太過整齊瀏海的妹妹頭、及膝長筒白襪、手抓著網球拍正要發球的特寫照，想必是在模仿某位網球名將？還有一個從馬戲團退休下來的男士，為了打發時間、增加收入，跑去當婚姻監禮人。賭城的婚姻監禮人是非常有意思的職業，他會應新人要求，今天扮成川普，明天秒變哈雷騎士。帶來讓我挑選的一疊正、側面照片超級有趣，有他頭髮抹油、敞開扣子露出胸毛的貓王照；也有整條手臂貼滿刺青，額頭上還黏個刀痕的「大哥」照。挑選那疊照片，根本就是欣賞了一本精彩的寫真集。

關於義鼻，我最常被問到的問題就是：打噴嚏時，鼻子會掉下來嗎？不瞞讀者，這問題我還真不知道答案。因為從來沒有病人來跟我抱怨過這狀況。不過我會建議病人，打噴嚏或擤鼻涕時，還是要將鼻子摀在臉上。

不管修復的是五官的哪一官，客人經常給我出乎意料的回應。新開業時，遇到像書上最開頭約翰那樣的客戶，我絕對沒料到戴上義眼後他會崩潰大哭，他看起來是那麼像江湖中人，似乎刀槍不入、百毒不侵；而那位守寡多年的奶奶更似早已心如止水，對自己的眼眶義眼並沒有太多意見，但換上後她整個人容光煥發，再配上激動言詞，看得出來她依然對社交充滿憧憬和期望。這十幾年來，我就這樣在一個個客人的反應中，懂了英文俚語「不要從書的封面去評斷一本書」的真切意思。初次見到客人，在還沒裝上義肢前，我也許以為他們道貌岸然，還是心直口快，然而經過幾次門診觀察他們與身旁陪伴的人的互動，或者幾年不斷回來清洗義小肢的交談後，對他們的認識可能和之前印象截然不同。第一章曾說過，我是個不擅長人際關係、不善於聊天的人，可是在這與一位位客人接觸的過程中，我慢慢理解人性，如今社交對我而言，不再是那麼難懂、難以融入的領域了。

賭城是個很特殊的城市，充滿著各種奇異的職業，我珍惜遇到的每一位客人。我的病人有專職荷官，也有秀場女郎。下了舞台，他們和我們一樣，都是為目標在奮鬥的人。我已經跟一位教鋼管舞蹈的老師學了幾年的鋼管舞了，才知道這有多不容易，核心肌群練得不夠紮實，手臂、腿上肌力不足的人，根本難以在鋼管上輕盈的「懸空」，美美的跳舞。我也曾跟太陽馬戲團的專業演員練習倒立，每一個他們做起來輕而易舉的動作，我都得汗流浹背地去學習。為此我更尊敬每一個職業，要在自己的行業發光發熱，都是每個人努力不懈的成果。

本書的案例，我們特意書寫故事性強烈的，以讓讀者保持興趣地讀下去。但其實我多數的病人並沒有太特殊的經驗，譬如做義耳的，以天生小耳症的人居多數。鼻子耳朵，是各種皮膚癌最愛攻擊的部位。而義眼，因為青光眼、白內障這種耳熟能詳看似不嚴重的眼疾而失去視力的人也不在少數。

入行十四年，深深覺得，健康就是福份。我的每一個病人，在失去顏面某個器官後，都會恍然大悟，覺得之前的自己真美。在我為他們恢復容顏時，多數人均會為自己找回原來的面貌喜極而泣。天生的缺陷、疾病的攻擊，以及戰爭、意外的發生，有些可預防，有些難以避免。我們這兩個行業的人所努力的，就是在不幸事件襲擊時，為大家創造出其中的大幸。

【後記】

穿著白袍的藝術家

在為姪女璟嵐寫作這本書前，不管她如何強調，許多踏入這一行（正確說，是兩行）的都是藝術工作者，包括她的師父，我卻始終將她的同行看作是醫療人員。畢竟，他們擁有診所，走進去的客戶在我眼中都是「病人」，因為都是來找修復師「治療」的。他們必須擁有生物醫學解剖的知識，白袍不是他們的制服，但許多修復師每天穿著白袍或刷手服看診、工作，在他們的妙手下，還給病人回春的容貌。

由於這是非常獨特的行業，我一直對她的工作充滿好奇。有一年聖誕節，璟嵐送給我的禮物之一，是她親手畫做出來的義眼鑰匙環。我拿出來與朋友分享，幾乎沒有人對此行業有了解，大多數甚至是沒聽過的。在這之前璟嵐已有多年寫作部落格的習慣，記錄著她許多願意分享自身經歷的病人故事，也看得出她想提升這兩個非主流行業曝光率的意圖。我於是提議寫書，好讓需要的人，或者對醫療和繪畫有興趣的讀者，知道有這冷門行業的存在。為此，我特地到拉斯維加斯去體驗她的工作。那是新冠疫情正高峰的時期，我也從那時乖乖躲在家裡著手寫作這本書。經過了近四年的蒐集資料、研讀、創寫，很高興這本書終於完成，而且獲得了晨星的認同，得以出版。

璟嵐和我的交流總是類似這樣，她告訴我在診所常見的讓客戶失去五官的原因，那些她認為最值得書寫出來，讓讀者能提早小心、警覺的疾病，我便開始去搜尋跟這個病痛相關的知識。譬如最常攻擊幼兒的視網膜母細胞瘤，其實早期就可以從照片或者幼兒的舉動中發現，值得以一篇故事來提醒家長注意。又譬如皮膚癌，那是迫使許多人切除鼻子、耳朵的殺手，但大家只要願意戴個帽子、擦個防曬油，就可有效預防這個癌。

為了清楚描述小肢的製作方法，除了待在璟嵐的研究室觀察她的手作，她也提供材料讓我試做，好真正體驗多重繁複的步驟、難處，或者所謂的時間壓力是什麼。但璟嵐也多次告訴我，每位修復師都有自己習慣的程序、材料、工法，一定要讓讀者知道書中所寫她的方法只是其中一種，而非唯一一種。為此我也上了許多義眼、小肢修復師的網站，去讀他們與璟嵐不同的方式、環節、工具，和原料使用，有幾位修復師和璟嵐一樣，一點也不藏私，鉅細靡遺地將自己的方法公諸於世，讓需要的人在網路上就可以獲得最多的解答。跟藝術家一樣，修復師各有法寶，各用自己最擅長的材料和技巧，去創作給客人最滿意的成品。

這三年多來，我很用功地閱讀與五官疾病、天生面容肢體成長不全的相關網站，一篇篇仔細去了解深奧的人體病痛。以前我一點都不敢看手術血淋淋的照片和影片，但為了清楚說明每個病因，我每一張、每一幕都認真研究。我希望將這些難懂的疾病，以大多數人能了解的文字和名詞來解釋，帶領大家去意識到疾病的殘忍與傷害，以及倘若不幸得到了，有什麼樣的專業可以醫治與彌補。病痛無情，但最心痛的是人為意外與戰爭造成的小肢傷害，那些原本都可避免，卻因為某些人的粗心或者野心，造成了許多人一輩子的遺憾。每完成一篇，我便將文章送給璟嵐，她會告訴我哪個地方是我誤解了她的意思，或者在我寫故事的同時，又有什麼新的材料問世、新的手法出現了。我們一篇篇來來回回，我用心地寫，璟嵐認真地解釋、回應，給我意見和建議。

雖然我努力在閱讀關於疾病的資訊，但畢竟來源是網路，不敢百分百確定都是最新且正確的知識。很幸運的，與我原本並不相識的彰化基督教醫院眼腫瘤、眼整形專家張承賢醫師，聽到好友芳玲對這本書的美言，很阿莎力地答應，在他百忙的行程中為我審讀部分的稿件，真是十分感激他。這是一份沒有酬勞的差事，張醫師為大眾眼睛健康的付出，我只能以這本書及咖啡一杯來聊表我的謝意。

也特別感謝璟嵐的媽媽，也就是我的大嫂。因為璟嵐和我都在美國，她花了很多時間親自為出版社解釋製作義眼和小肢的步驟，將照片排序好，以編排出最清楚的義小肢製作流程。當然晨星的健康版雅棋編輯，也是這本書的大功臣。她為此書提出了很多編排上的建議，每一個細節都詳問我們的喜好。這本書能夠如此專業而美麗的上市，雅棋功不可沒。我也不能忘記感謝我的可愛老公，在我失去靈感、卡關或者趕稿時，他總是用一個個逗趣的舉動讓我恢復笑容。

與璟嵐四年多來的溝通、討論，隨著這本書的完成，我也懂了她，這的確如她所說，是個屬於對醫療有興趣的藝術工作者的行業。璟嵐每天都在製作完美的作品給客戶。對她而言最大的讚美，就是客人可以自在地走進人群，不必靠太陽眼鏡、口罩或者頭髮去遮掩眼、鼻、耳，不害怕有人再看他們一眼。

所以倘若現在要我為璟嵐這位義眼以及顏面小肢修復師下定義，那麼她就是——

穿著白袍，提供醫療修復服務給需要者的完美主義藝術家。

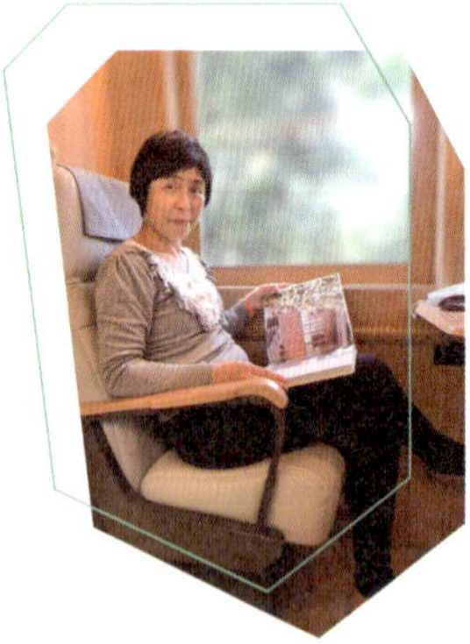

趙映雪

【後記】

我的故事

最初起心動念要創立「義小肢發展工作坊」（Prosthetics Advancement Lab，簡稱PAL），是在二〇一四年我還是個學徒，正在學習製作義眼及義小肢時。成立的目的，是想提升臉部義肢這個冷門領域。在過去幾十年，只有極少數的大學開設了臉部義肢的課程，而這些學校的數目還一直在變更。儘管這行業擁有許多才華洋溢的人才，但大環境卻讓他們難以創新。由於服務對象相對小眾，擁有雄厚資源的大型機構從沒興趣跨入此行，結果是大部分的修復師得不到學術界或者醫院的支持，僅能靠個人微薄之力來推動精進這個行業。

二〇一四年，我正式將「義小肢發展工作坊」PAL登記註冊，讓它成為一個商業機構，並為它架設網頁。到二〇一七年這三年之間，我以PAL的名義，在住家附近開班授課，教導與醫學方面相關的藝術，並做一些顧客要求的，非關臨床醫學的題材，用來資助我自己的再教育經費。這些都只是我工作之餘的投入，與商業經營沒任何關聯。那時我是個剛踏出校門胸懷壯志的年輕人，站在一個我嚴肅以對的事業前，夢想將這非主流行業做大。期望能建立起一個以研發與教育為核心的組織來輔助臨床作品，提升此專業。

走入此行，我算是繞了一條曲折迂迴的路。在青少年以前，我是個十分害羞的孩子，有無可救藥的社交焦慮症，我想這與我那時全家移民來美，必須學習新語言有極大關係。我總感覺自己沒有聲音，沒有任何方法跟大家溝通，根本無人理會。為了彌補社交焦慮，我在學業上表現傑出。藝術向來就是我的興趣，但從沒認為這可以成為職業。我主修科學，起初的工作也都與科學相關，然而一路行來，途經彎彎曲曲的道路，最終才跨進了義眼界。

最開始我對義小肢的興趣純在技術層面。與許多醫護人員不同，我走進此行的初衷，並不在助人，而是我有十足信心，相信自己能在手作方面出類拔萃。從事必須面對病患的工作，社交焦慮相當大程度限制了我在臨床時的自在感。剛成為學徒時，每次走進診間前，我總得在門口停下腳步，深吸幾口氣。我當時以為與人交談是有個「正確」公式的，別人天生就能掌握，我卻缺乏這能力。隨著時間過去，藉由觀察我師父與病人的互動，我終於也練會了在門診時間說出「對」的話。然而，每當有人讚美我的工作充滿意義時，我始終無法擺脫自己虛偽的不安感。「能這樣幫助人，感覺一定很棒吧？」身為醫護人員，大家會容許我說出否定的答案嗎？

經過重複的練習，我在診間逐漸自在了些。一個義眼師，多年來固定看同一個病人是很正常的，像是每半年的例行清潔，大約每五年一次的更換義眼。畫眼睛的時候，我們會跟病人面對面相處超過一個小時。由於這些頻繁一對一的接觸，許多義眼師的病人都是從嬰兒看到長大成人。這之間，他們經歷了人生中的起起伏伏，而我們也是。漸漸地，和某些患者，我們建立了深厚的感情連結。有時候病人會主動傾訴他們在失去某五官時的個人故事，因為我們是他們療癒過程中的一環。

還在實習時，我開始對患者的故事產生興趣。從他們身上，我看到了對於資訊有限的臉部義肢領域，這樣的故事充滿教育價值。在我的部落格中，我的目標是分享正確的技術知識，希望引起大眾對義小肢的關注。我發現病人經常會加入不同的病友會，來幫助自己調適失去眼睛，及其背後的原因。只是，他們在那裡得到的資訊不一定是最好的。有時是因為可靠知識的缺乏，也有時是因為最佳的治療／處置選擇是相當個人化的——絕少有適用於每一位病人的解決良方。我認為身為醫護者，應該由我來提供正確訊息給大眾。分享真實患者的故事，是個比較能讓人感同身受，引起共鳴的好方法。也許另一動機源自兒時那種無聲、無人理會的經驗，而部落格是我賦予病人發聲的一種方式。

接下來那幾年，我固定採訪患者，收集引起我注意力的故事，並取得他們的同意來分享。有些病人的經歷我直接貼在部落格裡；而比較長的故事，通常被我整理成手稿，打算將來有機會再一併發表。

二〇一六年我考取了義眼以及顏面小肢修復的兩張執照。再兩年後，我經由當初註冊的商號「義小肢發展工作坊」買下我師父在拉斯維加斯的診所。沒想到，在二〇一九年底，就在我接管了這診所一年多後，疫情爆發了。

身處一個非主流，必須在夾縫中生存的領域，意味著必須不斷推翻框架才能立足。也就是說當別人不相信你時，你仍要相信自己；而連你也懷疑自己時，還是必須找到堅持下去的方法。當身邊的人不知如何提供幫助，或者必須重訂政策來適用於你的冷門行業時，連要完成一件最簡單的事情都變得困難重重。這在心理上是個極重負擔，尤其在自己成了經營者之後。工作永無止境，沒有前例可循的事件更能輕易就將事業擊沉成無可挽救的大災難。即使到診所穩健茁壯了，每天我仍感覺自己得為理想的未來拼命，甚至認為診所只是勉強撐在那裡。

在疫情的諸多限制開始時，我的診所剛好搬到一個新地點，正要著手裝潢。疫情打亂了我整個內部裝修的時間表，有幾個月，我就在未完工的診間接待患者。正當我計畫要休診一段時間以便專注整修的最後一天，看完病患後我留下來打掃診間。在花了整整三小時處理一個在技術上相當棘手，在情緒上非常難接受自己現況的病人後，忽然，我發現只剩自己一人。回顧剛才與患者的對話，再加上一直以來忙碌的行程突然獲得解脫的衝擊，引發了預料不到的後果：我陷入了深深的憂鬱中。接下來五天，我的心理狀態急轉直下。

我不斷想著，是否能再多為他做些什麼。或至少，希望能做好我的工作，為他製作一個完美義小肢，雖然我明知道那是不可能的。由於治療處本身的缺陷，這病例有它極特殊的侷限，就算我做出最佳的作品也不會夠好。我感到無助，心情因此不斷沉淪。身為醫護人員，我們應該要在病人需要我們時陪在他們身旁。但當自己受影響了呢？誰來幫助我們？倘若我連自己都救不了，要如何繼續協助病人呢？

就在那個時間點，我買了一本由 Danielle Ofri 醫生所寫的書，書名是《醫師的內心世界：情緒如何影響行醫》。經由這本書，我讀到了許多共情與關懷的例子。書中傳遞的重點是，行醫時產生情感是沒問題的，但同等重要的是，要意識到這樣的情緒會如何影響到臨床的決定。雖然我不是醫生，但書中的許多故事都讓我產生了共鳴。

五天後，我從黑暗深處爬出了一半，但又花了好幾週，才恢復到正常心情。那時診所依然休診，我於是有時間探看內心，去消化自從兒時以來的生命歷程。我深入回顧過去的事件如何塑成了今日的我。我記起如何因為害怕失敗及焦慮，阻止了自己實現目標。我以錯誤的理由去做事情，因此精疲力竭，因為我從無法達到自己那不切實際的期望。

我不懂自己的心為何會往下探索。我的生活不管從任何角度看，都算幸福，而且我相信這些年來也都曾整理過這些心理上的議題。更令我不解的是，我並非一個感性的人——以前我總是能夠置身事外地聽著病人的故事。但是，想必有什麼東西觸動了深層的我。我開始了一段自我改善的療程。接下來那兩週，在憂鬱的狀態中，我洗了車、買了新衣、剪了新髮型，恢復了疫情前的運動習慣，還重新著手整理那些被我置放了一大段時間的手稿——那些我收集來的病人故事。

下次再見到那位患者時，我沒提及自己的憂鬱，但告訴了他上回的門診，觸發了我一連串的自我反思。我開始與他建立起關聯，並揣測他失去眼睛的感受，他回應了我的猜測，分享更多一路走來的細節。我們聊了很多話題，包括生活、事業與嗜好。在嚴肅的討論下，交織著不少輕鬆愉快的時刻。最終我發現，儘管我們的生命歷程大相逕庭，但對待這些經歷的方式卻驚人地相似。在這樣開誠布公的交流下，我們有了真正的關聯，現在，他回拉了我一把。

這是我人生中第一次真正理解如何與人展開真誠的對話。現在我懂了，對話的本質不在於具體的話題，或是如何將文字修飾成句子，而是對話提供了人與人之間聯繫的機會。這段經驗幫助我成為一名更具同理心的專業者，與更善體人意的人。在此之前，我不善於流露外在感情的內向性格經常給人一種漠不關心的印象。這種與病患建立共情的能力成了我一直沿用至今的重要技巧，它改變了我接待義眼病人的方式，使看診更臻完善。

疫情期間，醫生的心理健康成了經常被拿出來討論的議題。新冠流行很大程度地造成了醫護人員，包括我在內，前所未見的心情低落。二〇二〇年底，我開始面對到一些難題。疫情改變了我們年度研討會的日期，原本在十一月的一些大會，成了網路會議，而且期間延長，經常還彼此重疊。我必須在週間看病人，在週末密集參加網路會議，導致連續工作二十天不得休息。再加上原本年底就是我們的旺季，許多患者希望在假日前拿到新的義小肢，還有人想趕在年底前將年度的保險福利用掉。

通常，我很清楚該如何安排門診時間，譬如讓初診客人知道年底前已經沒有空檔了，好讓自己在身、心方面都得以喘息。但這一年，我無法減輕工作量。疫情爆發以來，我的看診表就已不穩定，有時所有病人會突然同時取消門診，或想將門診排在同一時段，上一個月就已經如此。疫情造成很多的政策改變，超出我能掌控的範圍，結果是要求保險公司支付費用時，人為和電腦錯誤百出。每回出錯，索取支付的程序就得重啟，又需要一個新的開帳週期（通常是三十至四十五天）。我在疫情前與保險公司簽好的合同，支付額莫名被降低，而且不留商討餘地。這些變動恰逢我換了報帳事務所，需要給新人員多出幾週時間進行系統設置。此時，現金流完全中斷。保險公司積欠我大額度的款項，而我無從得知何時才拿得到這筆付款。疫情後連續六個月，我一直因為新診所的裝修在支付昂貴開銷。這一系列因素，讓我的診所幾乎維持不下去。暫停看診意味我將陷入更嚴重的財務危機，診所倒閉影響的不只是我，還有與我共事的所有人。然而支撐下去，就像沒有收入，卻得養活一家五口一般。這些賭注帶來了極大壓力，我如同命懸一線。雖然我父母願意提供我金錢上的資助，但我不願似乎無止境的索求。我考慮過賣掉住家，關閉診所，但也清楚那將是個比目前情況更糟的財務選擇。我必須妥協，代價就是我自己的心理健康。

我本來期望熬過十二月中旬，就能迎來每年年底的兩週假期。沒想到，有個病人開始頻繁打電話來要求一筆補償款。那是保險公司該直接開支票付給她的，不到美金五十元，但由於疫情導致數不清次數的拖延，她一直沒能拿到這錢。絕大多數的病人都理解我正面臨的慘狀，但這個病人卻沒完沒了地指責我。雖然她的確有理由索取這一筆錢，但與此同時，我被保險公司積欠的金額，是她的八百倍。我努力撐下去，為的是不讓這城市失去唯一一個全職的義眼師。她的行為讓我感覺被霸凌，覺得自己毫無價值，我似乎被我工作的醫療體系拋棄了。每個人對我索求無度，我已經無力再給予。這個事件，加上其它因素，將我拖入了無法輕易復元的境地。

儘管在研討會結束後，我已能有序地安排我每日的看診表，但低落的心情卻已無力回彈。這是我二十年來最糟的情況，我失去對現實的掌控。我決定停止看診幾天。雖然我的醫學訓練過程中，沒包括對著醫師誓詞發誓，但我的臨床教育始終強調要以病人為中心。我開始質問自己：什麼叫做堅強？就是當你不再信任自己能為患者在治療上做出最正確的決定，即使財務上需要你繼續做下去，仍舊毅然決定停診——這才是真正的堅強。

我感到失望，因為許多我每天見到的人，居然都沒能察覺出我的心理狀態，尤其在這個媒體大量討論「關注心理健康」、「醫師過勞」和「關懷疲乏」的時刻。在我沒特別解釋「為什麼」，但明確告知幾個人我的情況不太好時，有些人沒多說，也沒後續的關心。其中一個，平時總在社交媒體上大力倡導心理健康的重要性，他回應時暗示我的狀況已經超過他的承受範圍，建議我去看心理治療師後就中斷與我的聯繫。

這些人真的期望我能騰出本來就不夠的時間，去看一個我也支付不起的心理治療師？這樣他們就能滿意拍拍自己肩膀，認為已經「幫助」到我了？此刻，媒體上那些討論，都像空泛的時髦術語。我企圖解釋，我心理問題的根源起於現實環境，並非「自我調整」就能解決的。我真正需要的是資金，以及與工作相關難題的解方。我伸手尋求精神支柱，結果卻感覺更加孤立。多麼諷刺啊，一個提供醫療協助的醫護人員，在自己最需要時，得不到適當的支持。

撐到假日來臨，有史以來第一次，我在那兩週完全不接診所電話，只留下語音簡單告知我將在某日回來。奇怪的是，因為累積了大量的行政事務需要處理，我仍不得不以長時間工作來對抗倦怠，但卻能以一種緩慢而有條理的方式進行。工作空檔時，我坐進車內長途開車，到戶外兜風。十二月底，我收到了一筆小額的疫情援助金，這讓我重新獲得能夠決定在某天不做某些事的自由。

疫情又拖了一整年後，診所內的大小瑣事才漸有起色。那一年，我因一些個人事件經歷了許多焦慮。等事情逐漸上軌道，三個月後那種倦怠感才慢慢消失，即使如此，之後的整年依舊像是我的復元期。後面當然還是有許多突發狀況，還好比起疫情期間的巨大重創，這些都算小巫了。現在，診所走出困境，茁壯成長。

回首，我不認為週遭的人是蓄意忽略我在疫情期間的狀況，身為企業經營者兼醫護人員，要度過那段時期並非易事，其中的艱辛若非親身經歷，的確難以體會。我曾讀過一段比喻，將創業比作騎摩托車，陡峭上山、全速前進，小徑不但狹窄，還緊鄰懸崖。那是一段險象環生的上坡路，倘若抵達山頂前沒跌落萬丈深淵，算自己幸運。然而，即使成功攻頂，仍會感覺孤獨，因為沒有別人在那裡。

我堅信，一個人過去經驗的累積，塑造了今日與未來的他。即使事情發生的當下難以理解，但往往能在日後回顧時將過去的點線連起來，從而解釋了現今。我們也許都曾掙扎過，但更重要的是能夠一一克服，繼續前行。我敬佩我的病人願意打開心房，將自己置放到情感上的脆弱位置。他們如此強烈地信任我，我絕不敢掉以輕心。身為一名義眼師／顏面小肢修復師，得以傾聽病人的故事，確實是我的殊榮。

當我的小姑姑趙映雪，一位得獎作家，主動表達有興趣書寫這些顏面義肢的種種時，我給她看了幾篇我寫下來的原始故事。這些原始故事都不能真實發表，因為那些主角早已不是我的病人，但他們的故事蹦出了討論寫作此書目標的火花，最終成了目前這本寫實故事的靈感。我們希望創作出真實、具說服力、能引起共鳴的情節與角色，並能提供給讀者教育價值。我們還要這些故事都能誠實地呈現出病人的失去失落與修復反彈。

從構思到出版，經歷了四年的醞釀、創作及整理。感謝我的父母，以及家人一直以來的支持。攝影師 Blas Ivan Carrillo 花了好多天在我診所，為我拍下個人寫真，以及記錄了製作義肢的流程。謝謝我的朋友、診所職員、病人、其他醫護專家，以及髮型、美妝設計師提供的額外支持和反饋。

分享故事是一股強大的力量。當敞開心房講述自己故事時，我們同時也建立起與人的共情與關聯。這不僅能讓有類似經歷的人產生共鳴，也讓自己不再感到那麼孤單。藉由分享他們的故事，我的病人也幫助我成長成更完整的個人，為此我由衷感謝。最後，我想以獻給病人及醫護同行工作者的一句話作為結語——請善待彼此，亦善待自己。

英文原文 趙璟嵐

中文翻譯 趙映雪

【Epilogue】

My Story

My vision for Prosthetics Advancement Lab (PAL) was conceived in 2014 while working towards my apprenticeship in both ocularistry and anaplastology, out of a desire to help advance the small field of facial prosthetics. Over the past few decades, only a handful of university programs have taught facial prosthetics and that number is constantly changing. Although many talented individuals exist within these fields, it is extremely difficult for anaplastologists and ocularists to implement new ideas. Due to the relatively small population they serve, large entities with robust resources are rarely interested in making an investment to improve this field. Consequently, most anaplastologists and ocularists lack the support of an academic institution or a hospital and must rely on themselves for professional advancement.

In 2014, I formally registered PAL as a business entity and built a website for it. Until 2017 I utilized it to teach medical art workshops locally and did custom non-clinical projects to support my own continued education. It seemed merely a side project, a "business entity" in name only. As an ambitious young graduate at the start of a serious career, there was a dream of turning this into something bigger. The vision at the time was to build a business that prioritizes education and research to supplement the clinical work and help advance the field.

I entered the field of prosthetics through a convoluted path. I grew up very shy and developed near crippling social anxiety before I was a teenager. This coincided with when my family moved to the U.S., where I had to learn a new language. I constantly felt like I had no voice, no means of communication, and was largely unheard. To compensate for my social anxiety, I excelled in academics. My interest in art was always present, but it wasn't considered a serious career path. I started my academic career in the sciences, took a very winding path, and eventually found ocularistry.

My initial interest in prosthetics was purely technical. Unlike many healthcare providers, I didn't enter the field with the intention to help people. I entered the field because I felt confident that I could excel in the fabrication process. Social anxiety was a major limiting factor in my comfort levels with clinical work, as such work inevitably meant interacting with patients. At the start of my apprenticeship, I struggled with even entering an exam room without having to stop at the door to take a couple deep breaths. I thought there was a formula, a "right way" to speak to people, that came naturally to others and I wasn't privy to. By observing how my mentor interacted with his patients over time, I eventually reached the point of being able to handle the appointments by saying what I felt were the right things. However, I couldn't shake feeling like a fraud whenever people gave compliments about how meaningful the work is. "Doesn't it feel good to help people?" As someone working in healthcare, was I even allowed to say no?

With repeated practice, I gained more comfort in the clinical setting. For an ocularist, it is not uncommon to see the same patient regularly over many years. Routine cleanings are recommended in six-month intervals, while replacement prostheses are made approximately every five years. Under normal circumstances, certain types of appointments require us to sit with the patient for an hour or more. The result of this significant in-person contact is that many ocularists have patients they've seen from infancy to adulthood. Our patients go through life's ups and downs as we experience ups and downs of our own. Over time, we form bonds with certain patients. Sometimes patients tell us very personal stories about their loss because we are part of their healing process.

While still working under my mentor, I developed an interest in sharing the patients' stories. In them, I saw an educational value to expand the limited resources in facial prosthetics. Through my website, I aimed to share technically correct information about our field by writing blog posts to encourage public interest in prosthetics. I found that patients sometimes turned to various support groups to cope with eye loss or the reason for the loss, but the information they received was not always the best. Sometimes this is due to the lack of reliable information, but it can also be because the best treatment/management options are individualized—there is rarely a one-size-fits-all solution. I felt that, as the provider, I was in a better position of being able to provide accurate information to the public. Sharing stories of actual people was a way to do so in a relatable and engaging way. Perhaps another motive stemmed from my past experiences of feeling unheard, and this was a way that I could give the patients their voice.

For the next couple years, I routinely interviewed patients whose stories I found compelling and obtained their permission to share. Some stories were posted on the blog, but the lengthier stories generally ended up in a manuscript that I kept around with the intention of eventually publishing them.

In 2016, I received my board certifications in both ocularistry and anaplastology. Two years later, I purchased my mentor's Las Vegas office through PAL. Then, at the end of 2019, just over one year after I took over the practice, the pandemic started.

Being in a small, niche field means having to constantly push boundaries to establish oneself. It means believing in yourself when others don't, and finding a way to keep going even when you stop believing in yourself. Trying to accomplish the simplest things can be a struggle when the people around you don't know how to help, or when policies have to be rewritten in order to fit you in. It takes a mental toll, even more so now as a business owner. Work never stops and unprecedented events can easily propel the business into a disastrous, unrecoverable state. Until I build my practice to the point where it can truly flourish, I still feel like I'm fighting every day for the future I want and sometimes just barely hanging on.

When the pandemic restrictions began, I had just moved into a new office location and was starting the remodel process. The pandemic threw my interior remodeling schedule into disarray, so for several months I was seeing patients in an unfinished office. On my last day before taking a planned break to focus on the remodeling, I stuck around the office to clean up. Suddenly, I found myself alone after just spending over three hours on a difficult case that was both technically challenging and emotionally overwhelming for the patient. The reflections from this conversation, paired with the abrupt decompression from my busy schedule did something unexpected: I fell into a deep depression. For the next five days my state of mind took a plunge.

I found myself wishing I could've done more to help him. At the very least, I could do my job and make a perfect prosthesis for him, but I already knew that wouldn't be possible. Due to the nature of his treatment site, there were some limitations unique to this case. My best work would never be good enough. I felt helpless, and my mind spiraled downward. As health care providers, we're expected to be there for our patients, but what happens when we are affected? Who's there to help us? If I can't help myself, how can I continue to help my patients?

It was at this point I purchased a book by Dr. Danielle Ofri titled What Doctors Feel: How Emotions Affect the Practice of Medicine. Through this book, I saw examples of empathy and compassion. I took away the message that it's okay to have emotions while practicing medicine. Equally important is the awareness of how emotions may affect clinical decisions. Although I'm not a doctor, I could relate with many stories told in this book.

Five days later, I dug halfway out of this dark place. It would take several more weeks to return to my normal state of mind. The office was still closed, so I looked inward and digested the events of my entire life going back to childhood. I thought deeply about how past events shaped me into who I am today. I recalled how much the fear of failure and anxiety used to prevent me from achieving goals. I was doing things for all the wrong reasons and beating myself up because I was never able to meet my own unrealistic expectations.

I couldn't understand why my mind wandered down this path. I was generally happy with all aspects of my life, and I was sure I had worked past many of these issues years ago. Even more mystifying was the fact that I'm not an emotional person—I could always listen to my patients' stories without my own emotional state being affected. Nevertheless, it was obvious something triggered deep inside me. I went on a self-improvement phase. Over the next two weeks, in the midst of this depressive state, I washed my car, bought new clothes, got a new haircut, resumed my pre-pandemic exercise routine, and resumed editing a manuscript I put down some time ago—the collections of patient stories.

The next time I encountered this patient, I didn't mention being depressed, but I did tell him that meeting him triggered a series of self-reflections. I started to build a connection with him. I speculated how he must've felt about his eye loss. He responded by revealing more details about what he went through. We chatted about a wide range of topics including life, career, and hobbies. There were many lighthearted moments interspersed between serious discussions. As it turned out, although our life events were vastly different, the way we experienced them were profoundly similar. By engaging in these open conversations with each other, we formed a genuine connection, and now he's lifting me back up.

For the first time in my life I understood how to have genuine conversations with people. I see now it's not necessarily about the topics of the conversation or how the words are put together into sentences, but the fact that it offers the opportunity for this human connection. This experience helped me become a more empathetic practitioner and person. Prior to it, my introversion and lack of outward expression of emotions often gave people the impression of being apathetic. This skill of connecting with patients empathetically was something I continued to utilize to this day. It changed the way I practiced ocularistry for the better.

In the midst of the pandemic, there was a lot of public discussion revolving around physician mental health. The COVID-19 pandemic significantly contributed to an unprecedented level of psychological distress among healthcare providers, myself included. The end of 2020 was the start of such hardship for me. The pandemic changed our annual conference schedules, so the meetings this November were made available virtually over a period of time, sometimes overlapping each other. I was handling patients on weekdays and attended intense virtual meetings on weekends. This resulted in twenty consecutive work days with no break. Additionally, clinic schedules are always rough at the end of the year as many patients want their new prostheses before the holidays, and they also want to use their insurance benefits before the start of the next year.

Usually, I'm well aware that I have choices in how to schedule the appointments to allow myself a mental and physical break, including the option to let new patients know we have no more room on the schedule for the remainder of the year. The truth is, this time I couldn't afford to lighten this load. Our schedule since the beginning of the pandemic was already volatile. Sometimes all the patients would abruptly cancel or reschedule at the same time, which had happened the month prior. The pandemic prompted rule changes beyond our control, resulting in increased human and computer errors in claims processing. With each round of errors, it would take a full billing cycle (typically 30-45 days) to reprocess. Reimbursement rates from some contracts we signed prior to the pandemic were reduced, with no options to renegotiate. This timing coincided with when I changed billing agents, and the new agents needed a few extra weeks to set up. Cash flow at this point had stopped. I was being owed a significant amount of money by insurance companies and no way to know when I would receive payment. I had already been paying off large remodeling bills for six consecutive months as a new small business owner in the midst of a pandemic. The culmination of these events pushed the business to the brink of survival mode. Taking a break by delaying appointments meant putting the business further into financial jeopardy. A potential business failure would affect not only myself, but everyone I worked with. Keeping the business alive felt like supporting a family of five on no income. These stakes resulted in tremendous pressure, and I was barely hanging on by a thread. Although my parents were willing and did provide some financial support, I didn't want to continue taking from them with no end in sight. I contemplated selling my home and closing the business, but I knew that was a worse financial choice than the current situation. I had to compromise something, and that something was my own mental health.

I was looking forward to making it halfway through December to the two-week break I take at the end of every year. Then, a patient began calling frequently to request for her refund. This was a reimbursement of less than $50 she was supposed to receive directly from the insurance company, but due to numerous delays associated with the pandemic, she had not received it in a timely manner. The majority of my patients were very understanding of my ongoing situations, but this patient was relentless and started forcing me to take blame. She didn't realize that while her concern was valid, I was simultaneously being owed approximately eight hundred times that by insurance companies and that I was only fighting to stay open in order to keep this city from losing the only full time ocularist that serves this population. Her actions made me feel bullied and worthless, like I was being failed by the healthcare system in which I work. Everybody was taking from me, and I had nothing left to give. This incident, among other things, pushed me past the point where I could easily recover.

Although my schedule became manageable again after the conferences ended,

I could not bounce back. This was the worst state of mind I had been in twenty years. I was losing a grip on reality. I made a decision to stop taking patients for a couple days. Although my training did not include the Hippocratic Oath, my clinical education always emphasized on a patient-centered practice. I started to ask myself: What is strength? Knowing when to stop seeing patients because you no longer trust yourself to make the right decisions about their treatment, and taking the action to do so despite having the financial need to carry on—that takes real strength.

I felt disappointed that some people I saw every day didn't seem to notice my mental state, especially in a time when media discussion around topics such as "mental health awareness," "physician burnout," and "compassion fatigue" were so widespread. Without explaining the "why," I explicitly told several people I wasn't doing well. Some didn't say much, nor follow up. One person in particular, who routinely advocates for the importance of mental health on social media, responded to my reaching out by implying my situation was too much for them to listen to, I should see a therapist instead, and ceased contact.

Did people really expect me to take the time I didn't have to see a therapist I couldn't afford so that they could pat themselves on the back for "helping" me because they've suggested therapy? All the talk in the media now felt like empty buzzwords. I attempted to explain that the root of the problem that led to my mental state was circumstantial, it wasn't something that "working on myself" could fix. What I really needed was money and resolution to the work-related problems. I was reaching out for moral support, but ended up feeling more isolated. How ironic was it that a healthcare provider, whose job is to help people, could not receive proper support when they need it most?

When the holiday break came, for the first time ever, I completely shut off my office phone for two weeks with a voicemail message that simply stated I would return on a certain date. Strangely, I had accumulated so much administrative work that I had to counter the burnout by continuing to work full time, but in a slow and methodical manner. Between office work, I would take long drives outdoors. At the end of December, I received a small pandemic assistance grant, allowing me to reclaim the choice to decide what not to do on a given day.

The pandemic situation would drag on for one more year before the business began to recover. During that year, I experienced a lot of additional distress from personal events. When things felt normal again, it took three months before the burnout symptoms subsided, and even then the rest of the year felt like a recovery period. Other unexpected situations have happened since then, but nothing came close to how utterly devastating it was in the midst of the pandemic. Today, we are thriving.

Looking back, I don't believe the people around me were intentionally dismissive of my experience during the pandemic. Being a business owner and a healthcare provider through that time was no easy feat, and the direness of the situation was difficult to relate to unless someone has personally endured through such an experience. I once read an analogy that compares business ownership to riding a motorcycle, up a mountain, at top speed, on a narrow path, along a cliff. It's a treacherous ride up. If you don't fall into the abyss before you make it to the top, consider yourself lucky. Yet, even if you do make it, it's an isolating place to be because there's no one else up there.

I truly believe the accumulation of one's past experiences shapes one's present and future. Even when things don't make sense as they're happening, we can look back later to truly connect the dots of the past to make sense of the present. While we all may have struggled in the past, it's important to work through that and move forward. I admire my patients for opening up and placing themselves in an emotionally vulnerable position. The amount of trust they have in me is tremendous, and it's not something to be taken lightly. Being an ocularist/anaplastologist and being able to listen to patients tell their stories is a privileged position to be in.

When my Aunt Laura, an award-winning writer, reached out to me and expressed interest in writing about facial prosthetics, I presented her with some of the original stories I wrote. While they could not be published because these individuals were no longer my patients, they sparked a conversation around the goals for this book, and ultimately inspired the fictional stories it contains. We wanted to create stories and characters that are realistic, compelling, relatable, and able to provide educational value to our readers. We also wanted to these stories to deal honestly about loss and rehabilitation.

From conception to publication, this book has been four years in the making. I'd like to express gratitude to my parents and my extended family for their ongoing support. Photographer Blas Ivan Carrillo spent several sessions in my office on my portraits and helped me document the steps of fabrication. Thank you to the friends, office staff, patients, other healthcare professionals, and hair and makeup stylists who provided additional support and feedback.

There is a power in sharing stories. When we open up and share stories about ourselves, we build empathy and connections. It creates opportunity to represent people who have undergone similar experiences, and it makes us feel less alone. By sharing their stories, my patients have helped me grow as a person, for which I am immensely grateful. Finally, I'd like to close with a message to all the patients and fellow healthcare providers—be kind to each other, and to yourselves.

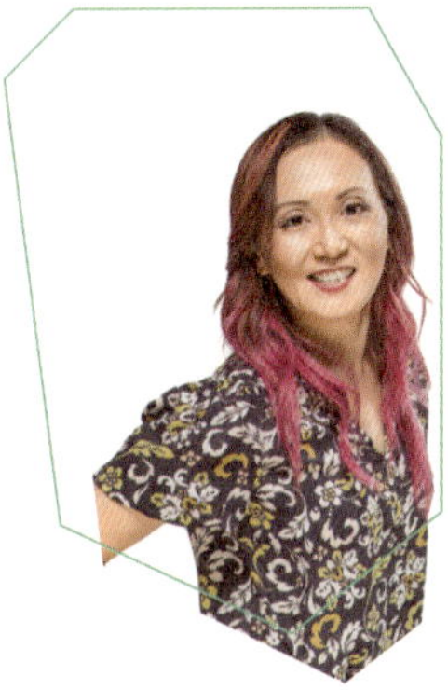

趙璟嵐
Janet Chao

國家圖書館出版品預行編目資料

讓我為你修復容顏：義眼與顏面小肢修復師的臨床紀實／趙映雪、趙璟嵐作；Blas Ivan Carrillo、趙璟嵐攝影.——初版.——臺中市：晨星出版有限公司，2025.07
面；公分.——（勁草叢書；567）

ISBN 978-626-420-146-9（平裝）

1. CST：重建手術　2. CST：顎顏面復體

416.413　　114007604

勁草叢書 567

讓我為你修復容顏

——義眼與顏面小肢修復師的臨床紀實

可至線上填回函！

作者　趙映雪、趙璟嵐
攝影　Blas Ivan Carrillo、趙璟嵐
主編　莊雅琦
編輯　張雅棋
校對　趙映雪、趙璟嵐、楊美玲、張雅棋
網路編輯　林宛靜
封面設計　張新御
美術編排　林姿秀

創辦人　陳銘民
發行所　晨星出版有限公司
407台中市西屯區工業30路1號1樓
TEL：04-23595820　FAX：04-23550581
E-mail：service-taipei@morningstar.com.tw
http://star.morningstar.com.tw
行政院新聞局局版台業字第2500號
法律顧問　陳思成律師
初版　西元2025年07月15日

讀者服務專線　TEL：02-23672044／04-23595819#230
讀者傳真專線　FAX：02-23635741／04-23595493
讀者專用信箱　service@morningstar.com.tw
網路書店　http://www.morningstar.com.tw
郵政劃撥　15060393（知己圖書股份有限公司）

印刷　上好印刷股份有限公司

定價 400 元
ISBN　978-626-420-146-9

她不是醫生，卻為人修復五官與尊嚴；
她不是心理師，卻能撫平傷痛的心靈。

透過真實案例，揭露這門鮮為人知小眾行業的工作內容，一萬小時的實習到開業的漫長過程，除了了解疾病外，還要擁有解剖學和藝術手作的功力。
她打造的不只是義眼與義肢，更是幫助病患在創傷後重建生活的支撐力，讓他們能夠重回人群。

此外，也能使人提早警覺這些會失去五官的疾病——

- 像是攻擊幼兒的視網膜母細胞瘤，能從幼兒的異常照片和舉動發現，趁早治療，增加病患存活率。
- 天生無耳症或小耳症的患者，可以透過外耳重建手術治療，矯正耳朵聽力受損。
- 青光眼並不罕見，但一開始難以察覺。
  因為疼痛難耐，莉莉安接受眼球摘除手術，摘除了她的雙眼。
  修復師給了她一雙夢寐以求的「義眼」。

收錄義眼、義鼻和義耳詳細的製作流程和真實照片

www.morningstar.com.tw
晨星出版 定價 400 元
ISBN 978-626-420-146-9
9 786264 201469 00400
晨星事業群
Morning Star Group